国家临床重点专科建设项目
唇腭裂序列治疗丛书

唇腭裂
手术麻醉

Anesthesia of Cleft Lip and Palate Surgery

丛书主编　石　冰
主　　编　王　淼
副 主 编　王心怡　吉　阳
编　　者（以姓氏笔画为序）
王　淼　王心怡　田　莉
付　静　吉　阳　刘　乐
李美胜　林　洁　罗　林
周　俊　高明泉　蒋琳琳

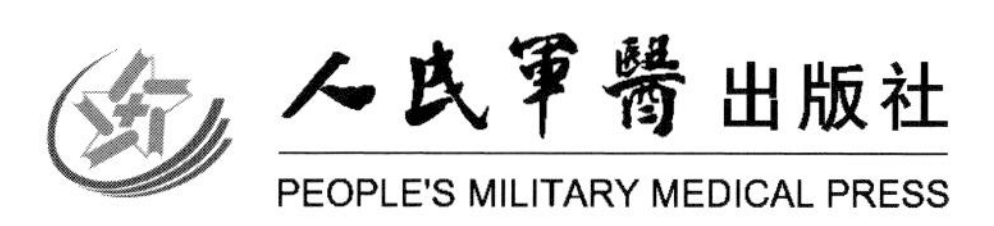

北　京

图书在版编目（CIP）数据

唇腭裂手术麻醉/王淼主编. —北京：人民军医出版社，2015.2
（唇腭裂序列治疗丛书）
ISBN 978-7-5091-8175-1

Ⅰ.①唇… Ⅱ.①王… Ⅲ.①唇裂—口腔外科手术—麻醉学②腭裂—口腔外科手术—麻醉学 Ⅳ.①R782.2

中国版本图书馆CIP数据核字（2015）第000304号

策划编辑：崔玲和 郭伟疆 **文字编辑**：魏 新 陈 鹏 **责任审读**：刘 平 黄维佳
出版发行：人民军医出版社 **经销**：新华书店
通信地址：北京市100036信箱188分箱 **邮编**：100036
质量反馈电话：（010）51927290；（010）51927283
邮购电话：（010）51927252
策划编辑电话：（010）51927300—8139
网址：www.pmmp.com.cn

印、装：三河市春园印刷有限公司
开本：787mm×1092mm 1/16
印张：10.5 **字数**：180千字
版、印次：2015年2月第1版第1次印刷
印数：0001—1500
定价：80.00元

内容提要

唇腭裂手术麻醉是唇腭裂序列治疗的重要部分。编者分 10 章介绍了唇腭裂手术麻醉相关基础知识和临床麻醉技术，包括麻醉前访视及患儿的准备、麻醉器械的准备和管理、麻醉的实施、术后镇痛及全身麻醉恢复期患儿在麻醉复苏室（PACU）的管理，还特别介绍了合并上呼吸道感染、颅颌面畸形、先天性心脏病及其他合并症特殊患儿的麻醉注意事项。本书适合从事唇腭裂手术麻醉的麻醉医师及相关外科医师、护士阅读参考。

丛书序

唇腭裂治疗的理念与技术发展是现代临床医学发展最快的学科领域之一，序列治疗的理念源自唇腭裂治疗，现已经被全球医疗机构证明是提高唇腭裂治疗质量的最佳途径，并逐渐为其他学科所采纳和改进，成为多学科治疗疾病的学习模板。

20 世纪 50 年代以前，国际医学界普遍认为手术是治疗唇腭裂的唯一有效办法。依据手术的范围和对重要生命器官功能的影响程度，将唇腭裂手术定义为“简单易行”的外科治疗。但随着术后多种问题的出现，特别是患者术后以高鼻音、鼻漏气和代偿性发音为特征的腭裂语音障碍、扭曲的颌面形态（碟形脸等）、中耳功能障碍和严重的牙𬌗畸形及普遍的心理问题等，越来越多地呈现在我们面前的时候，学者们意识到必须通过多学科合作的方式，才能从根本上解决单纯手术治疗无法解决的系列问题，序列治疗模式应运而生。从 20 世纪 50 年代到 80 年代，唇腭裂序列治疗的内涵得到了快速的建设与发展，并被纳入美国颅面—腭裂协会（ACPA）指南之中，目前全球已有超过 200 个序列治疗团队按照 ACPA 指南运行。

序列治疗与传统手术治疗的显著区别为：传统外科医生对患者是“一对一”的思考与治疗，主要考虑的是“我能做什么”，导致治疗行为的孤立性和局限性；而序列治疗是一组医生对患者的“多对一”的思考与治疗，团队中医生考虑的是“我应该做什么”。序列治疗是在整个治疗周期内，联合包括正畸、麻醉、外科、护理、语音、心理等多学科的专业人员，将不同的学科技术间的可行性和互补性完美契合，根据患者的畸形程度和所造成的生理功能的影响，制定有序的治疗计划，设计合理的治疗方案，按序治疗，并对患者的每阶段的治疗结果实时动态评价，及时修订治疗计划，调整技术方案，治疗的过程更加注重连贯性和全面性。序列治疗组根据每一位具体的患者个体，预先确定治疗时序，设计治疗方案，安排每一步治疗的时间和方法，预见性的治疗干预模式，改变了由患者带着已经彰显的形态或者功能障碍，盲目寻找医生的传统治疗方式，从而达到最佳的治疗效果。

目前，我国大多数医疗单位对唇腭裂的最终整体治疗效果与国际最先进水平间尚存有较大差距的原因，一是多数单位还沿用传统的以单纯手术为主的思考和治疗模式，因此很难令患者的形态和功能及至整个身心得到全面的康复。二是即使开展序列治疗的单位，也仅仅是学科间形式上的联合，而缺乏“序列”的灵魂，因此难以真正实现唇腭裂序列治疗。序列治疗的本质需要多个有着共同目标和认识的专业人才共同努力而完成的治疗过程，因此“团队”和“协作”才是灵魂。华西口腔医院唇腭裂外科，经过十年坚持不懈的探索、思考和尝试，深刻领悟到团队建设是保证序列治疗可持续开展的关键。只有建立起一支成员既能精诚合作又各有专长的专业团队，才能保证序列治疗的顺利开展。反之靠拼凑或松散的联系方式存在的团队，很难保证持续的效力。

何种机制才能保证有着共同目标的多个专业人才在序列治疗中共同发挥作用？为此，我们根据我国的实际医疗体系现状，开始了中国式的唇腭裂序列治疗团队建设的探索。首先，挑选具有职业愿望的医护人员，在他（她）们固有专业不变的情况下，使其兼学多样，先后由医师、护士兼学了术前正畸、中耳功能检查与治疗、语音评估与治疗、心理咨询与治疗、生长发育评估与治疗等技能，并考取相应的执业资格证，令他们各司其能，各尽所责，分工负责序列治疗中的各个关键环节，并且鼓励、协助他们在不同的专业领域内，不断探索、学习、创新。经过十年不懈的尝试与磨合，目前我们已经在唇腭裂正畸治疗、唇腭裂手术治疗、唇腭裂麻醉、唇腭裂心理咨询与治疗、腭裂语音评估与治疗、唇腭裂护理和生长发育评估等方面，创建了一套适合中国唇腭裂序列治疗的新理论与技术方法。

保证团队实现序列治疗的另一个必要条件是要在团队内建立临床技术应用指南，使团队成员的医疗理念和行为具有一致性，彼此严谨科学地协作配合，从而有益于治疗方案的贯彻执行，并且让成员既能在各自领域做深入的探索，又避免脱离团队孤军奋战。临床技术应用指南，就是要求对其所应用的理论和技术设立详细的内涵和标准，制定统一的操作流程和技术标准，以保证序列治疗过程中各个成员行为达到标准化。因为在我国唇腭裂患者数量巨大，所有治疗不可能集中由某一个或几个医护人员去完成，这也是我们有别于国外序列治疗团队成效的影响因素。有了明确详细的临床技术应用指南，一方面保证每个操作者在关键技术环节的操作水平尽可能达到一致的高度，另外，未来追踪分析患者治疗结果时使影响因素呈最小的偏差。这是团队能否可持续发展和体现序列治疗效果的前提条件，最终保证实现序列治疗的共同理想目标。

团队的另外一项重要功能就是保证全样本临床资料的收集。序列治疗的贯彻与执行是一项渐进性和长期性的工作，只有通过长期持续的资料收集，在数据分析的基础上，才能总结成果，发现新问题，持续改进，步步推进，使唇腭裂序列治疗充满活力与生命。

华西口腔医院唇腭裂外科通过团队建设实现了唇腭裂序列治疗的目标，创建的治疗团队模式和医护专门职能得到了国内外学者的认可，先后接待了大量医护人员参观学习和交流，深受好评。现应广大医护人员的要求，本团队成员将各自经验分为唇腭裂正畸治疗、唇腭裂手术麻醉、唇腭裂手术治疗、唇腭裂的护理、腭裂语音评估与治疗、唇腭裂心理咨询与治疗六个方面独立编著成书，系统和全面地介绍其在唇腭裂序列治疗中的工作，包括多项理论与技术方法的创新和应用。

将唇腭裂序列治疗的内容从多维角度单独撰写和系列成册是一种新的尝试，其目的是帮助我国目前医疗体制下的医护人员深化对序列治疗的理解，使唇腭裂序列治疗做到有章可循，切实提高唇腭裂患者的治疗水平。虽然各专业人员介绍的内容之间可能会有所交叠，但这种交叠的内容更多是不同专业角度的理解与体会的差异，而不是简单的重复。总而言之，本套丛书虽是分门别类编写，但总体目标和治疗原则却体现唇腭裂序列治疗的内涵，从而不会影响读者掌握多学科在唇腭裂治疗中的序列治疗观念与合作。

唇腭裂序列治疗丛书中有些内容还需继续总结和完善，不足之处，敬请读者谅解并提出宝贵意见，以待有机会再不断更新与完善。

感谢人民军医出版社大胆采纳以科室治疗团队建设和发展为主题分门别类著书的建议。希望此举能为其他临床学科的发展起到抛砖引玉的作用。

石　冰
四川大学华西口腔医院
2014 年 12 月

前　言

作为唇腭裂序列治疗团队的成员之一，麻醉为唇腭裂手术治疗的开展提供了安全保障。随着麻醉技术、仪器及药物的进步，唇腭裂手术现正朝着精细化、低龄化的方向发展。20 年前，唇裂修复术一般在患儿 6 个月后进行，腭裂修复术一般在患儿 3～5 岁后方能进行，而现在认为唇裂修复术可以在患儿 3 个月后进行，腭裂修复术可在患儿 6 个月后进行。唇腭裂手术的日益精细使手术时间有所延长，为改善患儿术后语音而进行的软腭后退、咽腔缩小，这些手术操作给麻醉提出了较高的要求，也带来了新的挑战。同时由于唇腭裂患儿不但具有一般婴幼儿的解剖生理特点，而且容易合并上呼吸道感染及患有小下颌畸形、先天性心脏病等合并症，这些特点都给从事唇腭裂手术麻醉的麻醉医师带来了挑战。

现代麻醉学对临床麻醉提出了安全、舒适、可控性强的要求，麻醉医师一方面要尽力为外科手术提供良好的条件；另一方面，更重要的是要保证患儿围术期的安全与舒适。然而，我们遗憾地看到，围术期麻醉并发症仍不能完全避免，而且严重的麻醉并发症及相关死亡事件仍偶有发生。

数十年来，四川大学华西口腔医院麻醉科医师与唇腭裂外科医师一起，对唇腭裂外科手术的麻醉进行了相关的临床研究，不但使接受唇腭裂手术的患儿年龄越来越小，麻醉方法也从腭裂修复术在插管的全身麻醉下完成、唇裂修复术多在基础麻醉（其实质就是不插管的全身麻醉）下完成，发展为现在全部在气管插管全身麻醉下完成手术，加之控制性降压等技术的开展，术中失血减少到可以忽略的程度，这一切为外科手术医师顺利完成手术，以及手术方法的不断改进提供了强有力的支持，同时也使唇腭裂手术的安全性不断提高。

本书共分 10 章，前 3 章介绍了唇腭裂手术麻醉相关的基础知识，包括唇腭裂患儿的解剖生理特点、病理生理特点及相关的药理学知识；后 7 章则主要介绍了唇腭裂手术麻醉的技术，从麻醉前访视及患儿的准备、麻醉器械的准备和管理到麻醉的实施（包括了全身麻醉诱导、全身麻醉维持、麻醉结束拔管）、术后镇痛及全身麻醉恢复期患儿在麻醉复苏室（PACU）的管理。对于合并有上呼吸道感染、颅颌面畸形、先天性心脏病及其他合并症的特殊患儿在麻醉中需要注意的问题，也特别列出一章进行了介绍。

本书既适合从事唇腭裂手术麻醉的麻醉医师学习参阅，又可供从事唇腭裂治疗的相关外科医师、护士阅读参考。希望本书介绍的内容能对从事唇腭裂治疗的相关外科医师及护士在患儿术前准备、术后管理等方面有所帮助，使唇腭裂手术更加安全、更加舒适，让唇腭裂患儿都能绽放出更舒心的微笑。

当然，本书还需要不断完善，书中存在的不足之处，敬请读者提出宝贵意见。

王　森
于华西口腔医院
2014 年 10 月

目　录

第 1 章　婴幼儿解剖生理与病理生理 1

第一节　婴幼儿解剖与生理特点 1

一、心血管系统 1

二、呼吸系统 4

三、中枢神经系统 6

四、肾及体液平衡 7

五、肝系统 8

六、体温调节 9

第二节　婴幼儿病理生理特点 10

一、缺氧 10

二、二氧化碳潴留 12

三、水与电解质平衡失调 13

四、酸碱平衡和酸碱平衡紊乱 16

五、发热 18

六、应激 20

第 2 章　唇腭裂患儿常见合并症 23

第一节　与唇腭裂相关的常见综合征 23

一、Pierre Robin 序列征 24

二、腭 - 心 - 面综合征 24

三、Apert 综合征 26

四、Van der Woude 综合征 26

五、面中裂综合征 27

六、缺指（趾）- 外胚发育不全 - 裂综合征 27

七、腭裂 - 膈疝 - 粗犷面型 - 四肢发育不全综合征 28
八、Binder 综合征 29
九、Crouzon 综合征 30
第二节 急性上呼吸道感染 31

第 3 章 麻醉药理学基础 32

第一节 药动学与药效学 32
一、药动学 32
二、药效学 39
第二节 麻醉药物临床应用 40
一、吸入麻醉药 40
二、麻醉性镇痛药 44
三、静脉麻醉药 46
四、骨骼肌松弛药 50

第 4 章 麻醉前评估与准备 56

第一节 术前访视与评估 56
一、病历回顾 56
二、术前访视 60
第二节 术前禁食与用药 64
一、术前禁食 64
二、术前用药 65

第 5 章 麻醉器械的准备和管理 66

第一节 手术室麻醉相关场地及设施 66
第二节 麻醉机的准备工作 67
一、麻醉机简介 67
二、麻醉机的术前准备 70

第三节 监护监测设备准备 72
一、围麻醉期基本监测标准 72
二、各系统监测设备及准备 73
第四节 插管设备准备 76
一、常用人工气道装置 76
二、常规插管辅助工具 79
三、其他特殊用具 79
第五节 其他设备准备 80
第六节 电器设备安全使用常识 81

第 6 章 唇腭裂手术的麻醉实施 83

第一节 全身麻醉诱导 83
一、静脉麻醉 83
二、吸入麻醉 84
三、肌内注射 85
四、口服给药 85
五、直肠给药 85
第二节 气道管理 85
一、气道评估 85
二、困难气道管理 86
三、气管插管 88
四、通气管理 91
第三节 全身麻醉的维持 91
一、吸入麻醉 91
二、全凭静脉麻醉 92
三、静 - 吸复合麻醉 94
第四节 术中监测 94
一、呼吸功能 94
二、循环功能 95
三、其他监测 96

第五节 控制性降压……96
一、基本原则……97
二、方法……97
第六节 麻醉苏醒及拔管……98
一、麻醉苏醒……98
二、拔除气管导管……98

第7章 特殊患儿的麻醉……100

第一节 合并呼吸系统疾病的患儿……100
一、慢性鼻溢液……100
二、上呼吸道感染……100
三、气道高反应性疾病……101
第二节 合并颅颌面畸形的患儿……102
第三节 合并先天性心脏病患儿……104
第四节 其他特殊患儿……105
一、早产儿……105
二、贫血……106
三、营养与发育不良……106
四、发热……106
五、精神、神经发育迟缓……107

第8章 唇腭裂术后疼痛管理……108

第一节 儿童镇痛的相关背景……108
第二节 疼痛的评估……109
一、评估方法……109
二、评估方法选择……111
第三节 唇腭裂患儿术后镇痛的特点……112
第四节 术后疼痛治疗……112
一、药物治疗……112

二、非药物治疗 115

第9章 麻醉相关并发症及其处理 116

第一节 呼吸系统并发症 116
一、上呼吸道梗阻 116
二、支气管痉挛 117
三、低氧血症 118
四、反流与误吸 119
第二节 循环系统并发症 120
一、低血压 120
二、休克 121
三、心律失常 122
四、急性心力衰竭 125
五、心搏骤停 126
第三节 其他并发症 128
一、术后恶心呕吐 128
二、全身麻醉后苏醒延迟 129
三、过敏反应 130
四、恶性高热 131
五、低体温 132

第10章 唇腭裂手术病人术后苏醒期的管理 133

第一节 麻醉复苏室的建立和设置 133
一、麻醉复苏室的位置、大小 133
二、麻醉复苏室的布置 134
三、人员配备和要求 134
四、麻醉医师工作职责 135
第二节 麻醉复苏室的设备 135
一、麻醉复苏室的监测设备 136

二、麻醉复苏室的紧急抢救车 ……136
三、麻醉复苏室的医疗消耗材料 ……136
四、麻醉复苏室的急救药品 ……136
第三节　转入/转出麻醉复苏室 ……137
一、转入/转出标准 ……137
二、转出管理规范 ……137
三、转入/转出流程 ……138
第四节　麻醉恢复期病人的监测与护理 ……139
一、监测 ……139
二、护理 ……141
三、护理要点 ……146

参考文献 ……149

第1章 婴幼儿解剖生理与病理生理

据历史记载，唇腭裂手术最早是在没有麻醉的情况下进行，整个手术只是将裂隙边缘组织对缝，过程简单而迅速，而且通常选取年龄较大的儿童和成年人实施该类手术，因为只有他们能忍受疼痛和整个手术操作过程中带来的不适，唯一可用的办法是让患者含漱冰水使局部感觉麻木从而达到镇痛效果。1847年，John Show采用乙醚为唇裂手术患者施行麻醉。1850年，开始采用氯仿施行麻醉。时至今日，全身麻醉已成为婴幼儿和儿童唇腭裂手术的常规和安全操作。从婴幼儿到成年人早期，都可以开展唇腭裂手术外科治疗。通常，唇裂手术在患儿3～6个月进行，腭裂手术在患儿9～18个月进行，咽成形术在患者5～15岁时进行。该类手术应由一个经验丰富的外科医师、麻醉师、护理人员组成的团队来实施，整个团队的协作将使患儿围术期更加平稳。唇腭裂术前准备应包括对唇腭裂解剖、生理和附属畸形的深刻理解。

第一节 婴幼儿解剖与生理特点

一、心血管系统

1. 胎儿血液循环 胎儿心血管系统遍布整个低阻力胎盘血液循环，36%～42%的心室输出量直接输到胎盘，流入肺部的仅为5%～10%。由于肺血管阻力（PVR）较高，限制血流进入胎儿肺部，血流经卵圆孔和动脉导管而绕开肺部。大部分血液经过静脉导管流经肝脏，从胎盘中流回来。脐静脉将富含营养物质和高氧合的血液，自胎盘输送至胎儿。在胎儿体内，脐静脉于肝脏下分成大小两支。大支直接汇入下腔静脉，小支则汇入门静脉；门静脉血通过肝上静脉，亦注入下腔静脉。因此肝以上的下腔静脉血中，一部分来自胎盘的氧合血液，一部分来自胎儿下半身的乏氧血。此氧合程度相对较高的混合血液，大部分（约60%）通过卵圆孔直接进入左心房，再经左心室泵入主动脉，在动脉导管开口处上游段直接供给心肌和脑，使这两个器官得到氧合最好的血液；下腔静脉中其约 40% 的血液注入右心房，与来自上腔静脉的低氧合血混合后，经右心室泵入肺动脉。由于肺血管阻力很高，右心室泵出的血流只有一小部分灌注肺组织，其余 90% 均经动脉导管进入降主动脉。因此，主动脉在动脉导管开口处下游血液的含氧量，低于供给心脑的血液。脐静脉血的氧分压为 32 ～ 35mmHg，与母体混合静脉血相同；但相应的血氧饱和度（约 80%）却高于母体血液（约 65%），原因是胎儿血红蛋白与 2，3- 二磷酸甘油酯（2，3-DPG）的亲和力大于成年人；因此与成年人相比，胎儿的血氧分离曲线左移，出生后第 1 周，氧离曲线逐渐右移，使血液更容易向组织释氧。

2. 出生时的血液循环改变　新生儿出生时，通常肺通气的建立很快，当钳夹脐带时导致脐动脉流经胎盘血流停止时，肺血流量会显著增加。当肺泡扩张充满气体时，肺泡气中 PO_2 增加和空气二氧化碳分压下降使肺血流阻力急剧下降，数分钟内可以下降至产前水平的 20%。得益于肺血管阻力下降，泵到肺部的血流及通过肺静脉回流到左心房的血流增加，左心房压力高于右心房，使卵圆孔上的房间隔关闭。当钳夹脐带导致脐动脉流经胎盘血流停止时，低阻力的胎盘血流也不能进入体循环，导致体循环阻力（SVR）大大增加，下腔静脉血流量及右心房压力下降。肺血流阻力下降的同时伴体循环阻力增加，使主动脉压力高于肺动脉，流经动脉导管的血流逆转（左向右分流），动脉导管内充满了氧和血，增高的 PO_2 加上出生后体内前列腺素的减少，导致动脉导管肌肉壁的收缩，产生动脉导管的功能性关闭。动脉导管的永久性闭合通常会在 5 ～ 7d 完成。

3. 新生儿心血管系统　新生儿右心室壁较左心室厚，出生后左心室不成比例扩大，到 3 ～ 6 个月时，左、右心室比例与成年人一致。新生儿的心肌组织所包含的收缩性组织比成年人少，支撑组织比成年人多。因此，在收缩和舒张过程中，新生儿收缩期产生的张力小、舒张期顺应性低，从而限制了心搏量的大小，这说明新生儿的心排血量主要取决于心搏频率，心动过缓将导致心排血量降低。顺应性不佳和左心室收缩力较弱，也说明新生儿对血容量过高的耐受力低下。这种心肌收缩能力不足，对早产儿的影响尤为突出。足月产儿实际上更易于大幅度加强左心室的心功能，以适应生理的需要。不过新生儿相对未成熟的交感系统，在静息时几乎已处于极限兴奋状态，故其心肌的应激能力很差。在出生后 3 周内，左心室心肌迅速发育，体积可增大至原来的 3 倍，从而使适应能力明显改善。

4. 血压与心率　新生儿出生时的血容量有很大的个体间差异，如延迟钳夹脐带可使之增加 25%；而在子宫内缺氧的胎儿，因血管收缩，其血容量多有不足。出生时交感系统尚未发育成熟，使新生儿血容量对其动脉血压的影响非常突出。

故在临床上，新生儿的血压是反映其血容量的很好指标。新生儿对血容量变化的适应性有限，可能是由于婴儿对容量血管的控制力较低，且压力反射在麻醉中不活跃，进一步降低了对低血容量的反应。因此，麻醉医师在麻醉中应非常重视血压，动脉血压的变化与血容量减少是成比例的，血容量不足的婴儿不能维持充足的心排血量，故准确的早期补液非常重要。不同年龄儿童的心率血压正常值，见表 1-1 和表 1-2。在新生儿初期，心率每分钟 100 ～ 170 次，节律整齐，随着年龄的增长，心率逐渐降低。窦性心律不齐在儿童中很常见，不应视为异常。足月婴儿的收缩压约为 60mmHg，随着年龄的增长，血压逐渐升高，6 岁时已达 110mmHg，基本接近成年人。

表 1-1　不同年龄儿童的正常心率

年　龄	心率（次 / 分）	
	平均	范围
新生儿	120	100 ～ 170
1 ～ 11 个月	120	80 ～ 160
2 岁	110	80 ～ 130
4 岁	100	80 ～ 120
6 岁	100	75 ～ 115
8 岁	90	70 ～ 110
10 岁	90	70 ～ 110
14 岁		
男	80	60 ～ 100
女	85	65 ～ 105
16 岁		
男	75	55 ～ 95
女	80	60 ～ 100

表 1-2　不同年龄儿童的正常血压

年龄	血压（mmHg）		
	收缩压	舒张压	平均压
早产儿	49	26	34.5
足月产儿	60	35	45
3 ～ 10d	70 ～ 75	43	50

（续　表）

年龄	血压（mmHg）		
	收缩压	舒张压	平均压
4 岁	98	54	69
6 岁	110	60	76
8 岁	112	60	77
12 岁	115	65	81
16 岁	120	65	83

5. *血液系统*　新生儿的血容量约为 80ml/kg，血细胞比容（HCT）高达 60%，血红蛋白（Hb）为 180 ～ 190g/L。出生时，胎儿型血红蛋白（HbF）占优势，占 70% ～ 90%；3 ～ 4 个月时大部分 HbF 被成人型血红蛋白（HbA）所替代，胎儿型血红蛋白（HbF）对氧的亲和力高于成人型血红蛋白（HbA），胎儿型血红蛋白可以更好地与氧气结合，但组织内释放氧的能力较成人型血红蛋白差。因此，新生儿需要较高的血红蛋白浓度以保证足够的氧向组织内转运，低于 120g/L 则视为贫血。婴儿生理性贫血约在 3 个月大时达到最低点，血红蛋白为 90 ～ 110g/L，此时血液中胎儿型血红蛋白大部分被血红蛋白所替代，组织间氧气输送量也得以改善，血红蛋白在数周后可逐步升至 120 ～ 130g/L。6 个月大时，血红蛋白与胎儿型血红蛋白的比例基本与成年人一致。

二、呼吸系统

麻醉医师对呼吸系统特别关注，因为这是氧气进入人体和二氧化碳排出体外的重要途径，也是应用吸入麻醉药的给药途径，保持呼吸道的畅通和正常生理功能对麻醉安全至关重要。随着年龄的增长，呼吸系统从婴幼儿期到 12 岁会经历不断的变化。与成年人相比，婴幼儿在呼吸道解剖上的差异很明显，了解这些解剖特点，对成功实施麻醉和掌控安全是非常重要的。

1. *呼吸道解剖特点*　婴儿的头相对较大而颈部较短，这对显露声门可能带来困难。当颈部弯曲时，上呼吸道容易出现梗阻，在麻醉拔管后应尽量保持颈部舒展，直到患儿清醒。

婴幼儿一般用鼻呼吸，鼻孔狭窄，黏稠的分泌物阻塞鼻孔可诱发呼吸道的梗阻而导致严重问题。在镇静或麻醉时应放置鼻咽通气道或气管内插管以保持呼吸道的畅通。

婴幼儿的舌体相对较大，在麻醉中易堵塞咽喉部给面罩通气和喉镜显露声门带来困难。在面罩通气时若对下颌施加压力过大，舌体可能阻塞呼吸道，因此可采用双手托颏法避免。

婴幼儿喉头位置较高（婴儿喉头位于 C_4 水平，成年人喉头位于 C_5 水平），将头部抬高，喉头也会向前移动，在插管时不能像成年人般抬高头部以显露声门，故麻醉时窥视声门相对困难。

10 岁以内的儿童，气道最狭窄的地方在环状软骨而非成年人的声门处，气管导管通过声门后在远端仍可遇到阻力。环状软骨是组成气道的唯一环状结构，表面覆有气管黏膜，如果发生损伤可引起水肿。Poiseuille 定律指出，层流状况下，阻力与半径的 4 次方成反比，轻微水肿即可显著减少婴儿呼吸道的截面积，增加气流阻力而引发喘鸣，重度水肿甚至会引发呼吸道梗阻。同样的，插入气管内的气管导管因管壁厚度的存在，同样会减少呼吸道的截面积而增加气流阻力。因此，在情况允许的条件下，1 岁以内的婴儿尽量选用不带套囊的气管以避免套囊损伤气管黏膜而引发严重问题。

乳牙在 1 岁内长出，6 岁至青春期内脱落。有松动的牙齿在术前应告知家长有脱落的风险，并在置喉镜前将松动牙拔除，以避免松动牙脱落进入气管造成阻塞气道的风险。

儿童气管软骨柔软，麻醉医师用力扣面罩时手指亦可能对其产生压迫而造成塌陷。儿童气管较短，右侧支气管比左侧支气管粗短，且走行较垂直，插管时容易插入右侧支气管，所以导管的定位和牢固的固定很重要。因此，在首次固定时，需要听诊双侧呼吸声是否一致。而在手术需要改变导管位置或改变体位时，需要再次听诊双侧呼吸声。

婴幼儿肋骨呈水平位，呼吸主要靠膈肌提供动力。当胃肠胀气时，会阻碍膈肌的运动而使呼吸受限。

2. 呼吸系统生理

（1）胎儿期的呼吸功能：胎儿期的呼吸功能全部由胎盘承担。氧气和二氧化碳可自由通过胎盘。对胎儿供氧的抑制因素，通常是子宫胎盘或脐带血流量的抑制。与新生儿情况相同，任何供氧不足均将迅速产生胎儿的低氧血症和酸中毒。胎儿肺部在血液的气体交换方面不起任何作用，但已在为其出生后的功能进行准备。胎儿的呼吸运动对肺组织的发育起着重要作用，同时为呼吸肌的锻炼提供了机会。妊娠第 26 ～ 27 周，表面活性物质由Ⅱ型肺泡上皮细胞生成，但需要到妊娠第 36 ～ 37 周，此活性物质的质和量才足以发挥其功能。至足月期，胎儿肺部产生 100ml/kg 的液体被吞咽或吐入羊水。对羊水中所含表面活性物质进行分析，可确定胎儿肺部发育成熟度和预后情况。虽然胎儿存在一些呼吸动作，但其肺中并无羊水；出生前吸入大量羊水，特别是含有胎粪的羊水，则说明已经发生胎儿缺氧引起的宫内呼吸窘迫动作。

（2）出生时呼吸适应性生理：胎儿一旦娩出，其呼吸器官必须在 1 ～ 2min 接替胎盘功能，以保证组织的正常供氧。这就需要：①排出肺内液体。经阴道分娩时，产道压力高，胎儿肺内液体的 2/3 已被挤出；其余液体将在出生后 24h 内，经由肺内淋巴系统排出。剖宫产时，由于缺少挤压过程，肺内液体被吸收的时间延长，因而常有短时期的呼吸功能不足。②肺泡的充气张开。出生时第 1 次吸气使肺泡充气张开，需要相当大的压力；促成第 1 次吸气的刺激，除新生儿的缺氧和二氧化碳积蓄外，尚有寒冷、触觉及对脐带的钳夹。③维持呼气终末时肺泡的开放。此系产生功能性残气空气，以减低呼吸道开放所需压力的基本条件。表面活性物质和呼气时声门的生理性缩窄在产生和维持功能性残气量方面发挥主要作用。④肺循环血量的增加。为了保证血液与外界的气体交换，肺循环血量在出生后必须增加。这种增加是肺部充气张开后，肺血管阻力降低的结果。呼吸通气开始后，动脉血气情况改善，有助于肺血管阻力保持在较低水平。

（3）新生儿的呼吸控制：新生儿肋骨柔软，气道相对狭窄，胸壁顺应性较好但周围组织支撑性较差，呼吸时随胸内压降低而塌陷，降低了通气的有效性。新生儿肺泡发育不完善，随着年龄的增长，至 8 岁左右接近成年人肺泡数量。新生儿肺泡基质的稳定性由足够数量的表面活性物质决定。当表面活性物质不足时，可导致肺泡塌陷，从而引发呼吸功能障碍。新生儿代谢率高，其耗氧量是成年人的 2 ～ 3 倍［新生儿 5 ～ 8ml/（kg • min）对比成年人 3ml/（kg • min）］。婴儿的有效肺泡面积很小，与其高代谢率相比，呼吸功能储备有限，围麻醉期易出现低氧血症。婴幼儿潮气量较小而闭合容积较大，当潮气量小于闭合容量时，肺泡将塌陷而发生分流。婴儿的呼吸频率约为成年人的 2 倍。与成年人相比，每千克体重的分钟通气量较大，而功能余气量（FRC）较小，所以在吸入麻醉诱导和苏醒时均较成年人快。婴幼儿本身潮气量较小，麻醉管路的同体积机械无效腔对婴幼儿的呼吸影响较成年人大。麻醉期间，应尽量避免增加机械无效腔。婴儿的呼吸运动主要是膈肌运动，婴儿膈肌中 I 型慢收缩高氧化抗疲劳肌纤维占比约为成年人的一半，因而呼吸肌较成年人易疲劳。由于 I 型肌纤维的不足，任何增加呼吸做功的因素，都可能引发呼吸肌疲劳而导致呼吸暂停，甚至呼吸衰竭。

三、中枢神经系统

新生儿的神经元在出生时已发育，已有主要的沟回，但较成年人浅，皮质较薄，细胞分化不成熟，树突少，3 岁时分化基本成熟，8 岁时则接近成年人。新生儿出生时，大脑皮质的神经元细胞数目就不再增加，随年龄变化的主要是神经细胞体积的增大、树突的增多、髓鞘的形成和功能的完善。婴幼儿时期，神经纤维的外层髓鞘形成还不完善，锥体束在 2 岁完成髓鞘化，脊髓神经在 3 岁完成髓鞘化，皮质髓鞘化最晚。新生儿的皮质下中枢（如丘脑）在出生时功能已比较成熟，具备调节功能，随着年龄的增长，转变为大脑皮质调节。脑干在出生时已发育较好，维持生命的中枢功能已发育成熟。脊髓下端在新生儿期位于 L_2 下缘，4 岁时移至 L_1 下缘。儿童大脑蛋白质含量较成年人高，类脂质和磷脂含量较成年人少。儿童脑实质生长较快，因此耗氧量大，在基础状态下，儿童脑的耗氧量占全身耗氧量的 50%，而成年人脑耗氧量仅为全身的 20%。目前，对婴幼感知痛觉的能力了解并不多，早年的观点是中枢发育不完善，对疼痛不敏感，现已知新生儿可感受疼痛，手术应激反应可表现为内分泌激素反应。然而近年来，越来越多的研究显示，婴幼儿对疼痛的敏感性低于成年人，其痛阈随年龄的增长而逐步降低。因而应为婴幼儿提供和成年人类似的麻醉方式和镇痛方法。

婴儿和儿童的脑血流量为 90 ～ 100ml/（100g • min），高于成年人的 50 ～ 60ml/（100g • min），主要由于大脑发育期耗氧较高所致。通常情况下，脑灌注压为平均动脉压与颅内压的差值，脑血管具有自动调节能力，当脑灌注压在一定范围内波动时，可通过脑血管直径自身调节来维持脑血流相对稳定。在成年人中，这种自主调节可以在平均动脉压 50 ～ 150mmHg 发挥作用，婴儿的调节范围为 20 ～ 60mmHg。在丧失自主调节能力的区域，正常反应性的脑血管舒张反而会引起该区域的脑血流下降，这种现象称为颅内窃血。脑血管还对血氧和二氧化碳的浓度变化有反应，可因代谢需要而增加脑血流量。当 $PaCO_2$ 在 20 ～ 80mmHg 时，$PaCO_2$ 每改变 1mmHg，脑血流改变约 4%。因此，过度通气常用于颅内压（ICP）升高时快速降低脑血流量的一种方法，但不宜长时间使用。脑位于头颅骨腔内而受到保护，同时由于刚性骨骼的包围而限制了其内容物的容量变化，颅腔内任何组织和液体成分的增加都会增加颅内压。在新生儿和婴儿期有尚未闭合的囟门和骨缝，对颅内压的升高可起到部分代偿作用，同时也可以通过触诊囟门来观察颅内压的变化。

四、肾及体液平衡

1. 出生时肾血流动力学的适应性改变　胎儿期间，由于肾血管阻力较高，其血流量也相对较少；出生时，肾血流量增加。这不仅是心排血量增加的结果，同时还有肾血管阻力的逐渐降低。肾内血液灌流自髓质向周围皮质部分重新分布，这对增加肾小球渗滤和肾小管泌尿等肾功能的建立，起着根本性作用。

2. 新生儿肾功能的生理特点

（1）肾小球渗滤过率：新生儿期，由于肾小管功能的不成熟和肾血管阻力的增加，肾功能受到抑制，导致肾血流量和肾小球滤过率（GFR）下降。按体表面积计算，新生儿GFR约为成年人的30%，肾浓缩功能较差而稀释功能较好，肾功能发育很快，新生儿1个月时已达成年人的90%，1岁时即达到成年人水平。

（2）肾小管对钠的再吸收：新生儿有限的肾小管功能削弱了肾小球的保护和排泄能力，吸收钠的能力降低，易丢失钠，输液中如果不注意补充，新生儿易患低钠血症。

（3）肾小管对葡萄糖的再吸收：新生儿对葡萄糖的再吸收能力较差，肾糖阈值较低，早产儿有时甚至低于1g/L，因而常发生糖尿并伴有渗透性多尿引起的脱水。

（4）尿浓缩能力：新生儿的尿浓缩能力亦较差，临床上常见由糖尿引起的渗透性利尿，增加了早产儿脱水的风险，对其失水应尽快予以补偿。

（5）肾的酸碱调节能力：新生儿肾的酸碱调节能力较差，肾对碳酸氢盐的吸收也较少，对酸负荷的反应较弱。早产儿常见代谢性酸中毒，常需给予碳酸氢钠来纠正。新生儿对液体过量和脱水的耐受性均较低，液体疗法和电解质补充应精细调节。新生儿及婴幼儿对禁食和液体限制耐受差，机体糖及脂肪储备少，较长时间禁食可有低血糖和酸中毒倾向，故婴幼儿术前禁食时间可适当缩短，并于术前适当输注葡萄糖。

大多数药物及其代谢产物最终经肾排泄，新生儿肾小球滤过率低，通过肾排泄的药物其半衰期可能延长。随着年龄的增长，肾小球滤过率逐渐增加，肾排泄药物的能力逐渐接近成年人。

3. 体液平衡　新生儿和婴幼儿体内含水量比成年人要大，其分布也有所不同。新生儿细胞外液占体重的35%～40%，婴儿约占30%，成年人仅占20%（表1-3）。体内含水量增加将影响药物的分布容积，某些按体重计算的药物剂量较成年人等效剂量高20%～30%。新生儿处理体液的能力较强，每天处理的液体量占总体液的15%，当停止摄入液体时，可迅速导致脱水。

表1-3　细胞外液和细胞内液［占体重的百分数（%）］

体液	足月新生儿	婴儿（7～8个月）	成年人
细胞外液	35～40	30	20
细胞内液	35～40	35	45

五、肝　系　统

肝是人体重要的药物代谢器官，药物的代谢速率取决于肝的大小和肝微粒体酶系统的代谢能力。随着年龄的增长，肝的大小与体重的占比逐年下降。药物代谢在体内大部分经两个重要途径：Ⅰ相反应，即氧化还原水解；Ⅱ相反应，即结合反应。新生儿的肝与药物代谢的酶系统发育不全，主要是Ⅱ相反应相关的酶发育不成熟。随着年龄的增长，肝药酶系统逐步发育并被诱导，药物代谢能力逐渐增强。新生儿的肝体积占体重的4%，酶发育不全，药物的半衰期较长；婴儿期肝体积基本无变化，但药酶系统已成熟，药物的半衰期较短且基本接近成人。新生儿酶反应不足，常导致黄疸，其原因有生理性的亦有病理性的。早产儿肝内几乎无糖原储备，处理蛋白能力低下，当摄入大量蛋白时，容易出现低血糖和酸中毒。新生儿血液中血浆酶的活力低，血浆蛋白含量也低，使血液中的游离药物浓度较高。血浆酶活力和血浆蛋白随年龄的增长而增加，1岁时即可达到成年人水平。

六、体温调节

1. 出生时的温度适应　在母体内，胎儿无需产生热量来调节体温。胎儿体温一般稍高于母体，以散发其代谢所产生的热量。出生后，新生儿处在较子宫内低很多的室温条件下，需要自身产生热量。但在最初数小时内，这种机制尚未开始运转，因此若不置于温暖环境中，其体温将迅速下降。刚出生时蒸发散失的热量最多，故必须在娩出后数分钟内擦干其体表。

2. 新生儿产生热量的机制　出生后新生儿产生热量与能量的供应有关。供应的能量不仅要满足组织生长的需要，还要满足产生热量的需求。实际上，与年长儿相比，3个月以下的婴儿在寒冷环境下并不能通过寒战反应来产生热量，而是通过增加去甲肾上腺素的生成，增加棕色脂肪代谢来产生热量。足月新生儿体内棕色脂肪约占体重5%，而早产儿仅占1%。棕色脂肪的代谢虽然可以产生能量和热量，但消耗的氧气更多，对于已经发生过宫内窘迫的早产儿来说，其产生的结果是有害的。这种代谢由交感神经系统控制，去甲肾上腺素同时还能使肺动脉和外周血管收缩，作用显著时，可导致右向左分流、低氧血症和代谢性酸中毒。早产儿的棕色脂肪储备有限，对寒冷更加敏感。全身麻醉可影响棕色脂肪代谢，引起术中体温降低，进而延长药物代谢，减少心排血量，抑制呼吸。术后低体温可能是麻醉苏醒延迟的重要原因。

3. 散热机制　早产儿的散热机制以蒸发散热为主，足月新生儿主要通过辐射散热（与四周物体的温度相关）。因此增加早产儿保温箱内的湿度非常重要，借此可减少50%的蒸发散热，同时也可避免早产儿脱水。此外，早产儿脑部产热占其全部产热量的50%以上，故使用隔热帽对减少热量散失颇为有用，特别在围术期。

4. *体温调节能力* 新生儿体温调节中枢不成熟，对环境温度的适应能力较成年人差，容易出现体温升高和降低。与成年人相比，婴幼儿体表面积大，皮下脂肪少，皮肤薄，易散失热量。新生儿体重小，总体液含量少，体内储存的热量少，对失去热量的耐受能力差。

散热过多有许多危害：①会增加肺动脉阻力，有转变为胎儿型循环导致低氧血症的风险；②会增加呼吸暂停的发生率，这在早产儿中更为常见；③会增加氧耗，同时还会增加葡萄糖的消耗，诱发新生儿低血糖症。因此，保持温热环境十分重要，不但可节约热量和氧的消耗，而且可减少失水，更易于维持满意的水、电解质平衡，这对早产儿尤其重要。保温环境下，体热丢失较少，一般新生儿需维持在 32℃，成年人需维持在 28℃。

第二节　婴幼儿病理生理特点

一、缺　　氧

1. *衡量缺氧的常用指标*

（1）氧分压（partial pressure of oxygen，PO_2）：为溶解于血液中的氧所产生的张力。动脉血氧分压（PaO_2）正常约 100mmHg（13.3kPa），取决于吸入气体的氧分压和外呼吸功能。静脉血氧分压（PvO_2）正常约为 40mmHg（5.32kPa），主要取决于阻止摄氧和利用氧的能力，可反映内呼吸的情况。

（2）血氧容量（oxygen bindmg capacity，CO_{2max}）：为 100ml 血液中的血红蛋白被氧充分饱和时的最大带氧量。正常值约为 20ml/dl，其大小主要取决于血红蛋白的质与量。

（3）血氧含量（oxygen content，CO_2）：指 100ml 血液实际的带氧量，包括血红蛋白实际结合的氧和溶解于血浆中的极小量氧。动脉血氧含量通常为 19ml/dl，静脉血氧含量为 14ml/dl，其大小取决于 PaO_2 的高低和血氧容量。动-静脉血氧含量差反映的是组织的摄氧量。

（4）氧饱和度（oxygen saturation，SO_2）：指血红蛋白结合氧的百分数。主要取决于血氧分压，正常动脉血氧饱和度为 95%～97%，静脉血氧饱和度为 75%。

2. *缺氧对呼吸系统的影响* PaO_2 下降到 60mmHg 以下时，刺激颈动脉体和主动脉体化学感受器，引起呼吸中枢兴奋，呼吸运动加强，肺通气量增加。肺通气量增加可以：①把原来未参与换气的肺泡调动起来，以增大呼吸面积，提高氧气的弥散量，使动脉血氧饱和度增加；②使更多的新鲜空气进入肺泡，提高 PaO_2；③使胸廓运动幅度增大，胸内负压增大，回心血量增加，心排血量、肺血流量增加，有利于血液摄取和运输更多的氧。严重缺氧时，PaO_2 过低（< 30mmHg）可直接抑制呼吸中枢，使呼吸运动减弱，肺通气量减少，呼吸节律不齐，甚至周期性呼吸停止，导致中枢性呼吸衰竭。

婴儿对呼吸的控制包括生化机制和反射机制，与成年人有所不同。新生儿对动脉血氧分压的变化很敏感，如果吸入纯氧可明显降低化学感受器的兴奋性。新生儿对缺氧的呼吸反应受许多因素影响，包括胎龄、出生天数、体温和睡眠状态。小于 1 周的早产儿、足月新生儿和低龄婴儿在清醒和体温正常时对缺氧的反应通常为双相反应，即短暂的过度呼吸后出现呼吸抑制。体温过低的婴儿和低体重早产儿对缺氧的反应为呼吸抑制，早期并不会出现过度呼吸。

3. 缺氧引起循环系统变化　缺氧对循环系统的影响有如下几个方面。

（1）心率增快：肺通气量的增加引起肺膨胀对肺牵张感受器的刺激，反射性地通过交感神经引起心率增快。

（2）心肌收缩加强：缺氧引起交感神经兴奋，作用于心脏 β - 肾上腺能受体，使心肌收缩力加强。

（3）肺动脉高压：肺血管长期缺氧可使肺血管钙内流，不但增加肺循环阻力，而且导致肺血管重塑—血管壁增厚变硬，形成持续的肺动脉高压。引发肺动脉高压机制：①受体因素，交感神经兴奋作用于肺血管 α - 受体引起收缩；②体液因素，缺氧使肺组织内产生多种血管活性物质，其中缩血管物质作用占优势；③缺氧对血管平滑肌的直接作用，如 Ca^{2+} 内流增加，兴奋 - 收缩耦联增强。

（4）心律失常：PaO_2 严重降低经颈动脉体反射性地兴奋迷走神经，导致窦性心动过缓；缺氧使细胞内外离子分布异常，心肌内 K^+ 减少，Na^+ 增多，静息电位降低——心肌兴奋性和自律性增高，传导性降低，易发生异位心律和传导阻滞。

（5）回心血量减少：缺氧→乳酸和腺苷大量产生→扩张血管，血液淤滞与外周血管；严重缺氧→抑制呼吸中枢→胸廓运动减少，回心血量减少。

在生理条件下，婴儿由于高代谢的存在，耗氧量高，在发生缺氧时，进展非常迅速，通常首先观察到的是心动过缓。而在成年人往往先观察到心动过速，严重缺氧时才进一步表现为心动过缓。因此在麻醉中，当观察到婴儿心动过缓时，麻醉医师应不加思索地立即给予 100% 纯氧。婴儿在发生低氧血症时，血管收缩发生的可能性和肺动脉压的上升比成年人更大，卵圆孔和动脉导管可能再次打开，导致大量右向左分流，进一步引起血氧饱和度的下降。低氧血症时，成年人主要反映是血管舒张，心率加快的同时伴随着增高的心排血量，帮助氧气迅速输送到各组织。新生儿对低氧的反应则是血管收缩，这一反应可能减少心排血量，限制了氧气的输送和心脏做功。对婴儿来说，对缺氧引起的心动过缓可能是心肌缺血和酸中毒而引发。因此，缺氧可能引起婴儿肺循环和体循环的血管收缩，心动过缓，心排血量减少，在麻醉中发现并应立即干预，防止发展为心脏停搏。

二、二氧化碳潴留

动脉血二氧化碳分压（$PaCO_2$）是指血液中物理溶解的二氧化碳分子所产生的压力，正常 $PaCO_2$ 为 35 ～ 45mmHg，> 45mmHg 为通气不足，< 35mmHg 可能为通气过度或急性通气不足。

1. 呼吸系统的变化　血液中的二氧化碳以碳酸氢盐为其最主要的形式，约占血二氧化碳总量的 88%。一定浓度的 PCO_2 是维持呼吸运动的重要生理性刺激。二氧化碳对呼吸的刺激作用是通过两条途径实现的。①刺激外周化学感受器：当 PCO_2 升高，刺激颈动脉体和主动脉体的外周化学感受器，使窦神经和主动脉神经传入冲动增加，作用于延髓呼吸中枢使之兴奋，导致呼吸加深、加快。②刺激中枢化学感受器：中枢化学感受器位于延髓腹外侧浅表部位，对 H^+ 敏感。血 - 脑脊液屏障和血 - 脑屏障对 H^+ 和 HCO_3^- 相对不通透，而二氧化碳却很易通过。当血液中 PCO_2 升高时，二氧化碳通过上述屏障进入脑脊液，与其中的 H_2O 结合成 HCO_3^-，随即解离出 H^+ 以刺激中枢化学感受器。在通过一定的神经联系使延髓呼吸中枢神经元兴奋，从而增强呼吸。在 PCO_2 对呼吸调节的两条途径中，中枢化学感受器的途径是主要的。在一定的范围内，动脉血 PCO_2 升高，可以使呼吸加强，但超过一定限度[高于 80mmHg（10.6kPa）]，则可导致呼吸抑制。

2. 循环系统的变化　一定程度的 PaO_2 降低和 $PaCO_2$ 升高，可刺激外周化学感受器（颈动脉体和主动脉体），使心搏加快、心肌收缩力加强、血压升高；亦可引起交感神经反射性兴奋，肾上腺髓质分泌增加，从而使心搏加快、心肌收缩力加强、血压升高、皮肤及腹腔内脏血管收缩，而心和脑血管扩张。这些变化具有代偿意义。一定程度的二氧化碳潴留对外周小血管也有直接作用，可使其扩张（肺、肾动脉除外），如皮肤血管扩张可使肢体末梢温暖红润，伴有大汗；睑结膜和脑血管扩张充血。严重的缺氧和二氧化碳潴留可直接抑制心血管中枢和心脏活动，使血管扩张进一步加强，导致血压下降、心肌收缩力降低等不良后果。缺氧和二氧化碳潴留均能引起肺动脉小血管收缩致肺循环阻力增加，形成肺动脉高压和增加右心负担。

3. 中枢神经系统的变化　二氧化碳潴留使脑脊液氢离子浓度增加，影响脑细胞代谢，降低脑细胞兴奋性，抑制皮质活动；随着二氧化碳的增加，对皮质下层刺激加强，引起皮质兴奋；若二氧化碳继续升高，皮质下层受抑制，使中枢神经处于麻醉状态。患者在出现麻醉状态前，往往有失眠、精神兴奋、烦躁不安的先兆兴奋症状。

三、水与电解质平衡失调

（一）脱水

脱水是指水分摄入不足或丢失过多引起的体液总量尤其是细胞外液量的减少，脱水时除丧失水分外，尚有钠、钾和其他电解质的丢失。体液和电解质丢失的严重程度取决于丢失的速度及程度，而丢失体液和电解质的种类则反映了水和电解质（主要是钠）的相对丢失量。

1. *脱水的程度*　脱水的程度常以丢失体液量占体重的百分比来表示。体重的下降常是由体液和电解质丢失所致而非身体实质部分的减少，因病人常有体液丢失的病史及脱水体征。在临床上，如病人无近期的体重记录，体重下降的百分比可通过体检及询问病史估计。一般根据前囟及眼窝的凹陷程度、皮肤弹性、循环情况和尿量等临床表现综合分析判断。

常将脱水程度分为三度：轻度脱水，表示有 3%～5% 体重或相当于 30～50ml/kg 体液的减少；中度脱水，表示有 5%～10% 的体重减少或相当于体液丢失 50～100ml/kg；重度脱水，表示有 10% 以上的体重减少或相当于体液丢失 100～120ml/kg。中度与重度脱水的临床体征常有重叠，因单位体重的体液丢失难以精确计算。

2. *脱水的性质*　脱水的性质常反映水和电解质的相对丢失量，临床常根据血清钠及血浆渗透压水平对其进行评估。血清电解质与血浆渗透压常相互关联，因为渗透压在很大的程度上取决于血清阳离子，即钠离子。低渗性脱水时，血清钠＜ 130mmol/L；等渗性脱水时血清钠在 130～150mmol/L；高渗性脱水时，血清钠＞ 150mmol/L。但在某些情况下，如糖尿病病人发生酮症酸中毒时，因血糖过高，或在应用甘露醇后，血浆渗透压异常升高，此时的高渗性脱水也可在血清钠水平＜ 150mmol/L 时发生。临床上以等渗性脱水为常见，其次为低渗性脱水，高渗性脱水少见。不同性质的脱水与病理生理、治疗及预后均有密切关系。详细的病史常能提供评估失水性质与程度的信息，故应详细询问病人的液体摄入量与排出量、体重变化、排尿次数及频率、一般状况及患儿的性情改变。当患儿有腹泻数天、摄入液体量正常而摄入钠盐极少时，常表现为低渗性脱水；当高热数天而摄入水很少时，将配方奶不正确地配成高渗或使用高渗性液体时，可出现高钠血症；当使用利尿药、有肾失盐因素存在而摄入又不足时，可出现低钠血症。但是，当患儿有原发性或继发性肾源性尿崩症而液体摄入受限时，也可能发生高渗性脱水。一般腹泻患者呈低渗性脱水，随着低渗液体的口服补充，使脱水最终呈等渗性。

3. *临床表现*　在等渗性脱水时，细胞内外无渗透压梯度，细胞内容量保持原状，临床表现视脱水的程度而异，临床表现在很大程度上取决于细胞外容量的丢失量。应注意，对严重营养不良患儿的脱水程度往往会估计过重。眼窝凹陷常易被家长发现，其恢复往往是补液后最早改善的体征之一。

（1）轻度脱水：患儿精神稍差，略有烦躁不安。体检时见皮肤稍干燥，弹性尚可，眼窝和前囟稍凹陷；哭时有泪，口唇黏膜略干，尿量稍减少。

（2）中度脱水：患儿精神萎靡或烦躁不安。皮肤苍白、干燥、弹性较差；眼窝和前囟明显凹陷，哭时泪少，口唇黏膜干燥；四肢稍凉，尿量明显减少。

（3）重度脱水：患儿呈重病容，精神极度萎靡，表情淡漠，昏睡，甚至昏迷。皮肤发灰或有花纹、弹性极差；眼窝和前囟深凹陷，眼闭不合，两眼凝视，哭时无泪；口唇黏膜极干燥。因血容量明显减少可出现休克症状，如心音低钝、脉搏细速、血压下降、四肢厥冷、尿极少，甚至无尿。低渗性脱水时，水从细胞外进入细胞内，若为循环容量在体外丢失的情况，则水向细胞内转移会进一步减少，严重者可发生血压下降，进而发生休克。由于血压下降，内脏血管发生反射性收缩，肾血流量减少，肾小球滤过率减低，尿量减少，而出现氮质血症。肾小球滤过率降低的另一后果是进入肾小管内的钠离子减少，因而钠几乎全部被重吸收，加之血浆容量减小引起醛固酮分泌增加，使钠的重吸收更为完全，故尿中钠、氯离子极度减少，尿比重降低。若继续补充非电解质溶液，则可发生水中毒、脑水肿等严重后果。由于低渗性脱水时细胞外液的减少程度相对较其他两种脱水明显，故临床表现较严重。初期可无口渴的症状，除一般脱水现象（如皮肤弹性降低、眼窝和前囟凹陷）外，多有四肢厥冷、皮肤花斑、血压下降、尿量减少等休克症状。由于循环血量减少和组织缺氧，严重低血钠者可发生脑细胞水肿，因此多有嗜睡等神经系统症状，甚至发生惊厥和昏迷。当伴有酸中毒时常有深大呼吸；伴低血钾时可出现无力、腹胀、肠梗阻或心律失常；当伴有低血钙、低血镁时可出现肌肉抽搐、惊厥和心电图异常等。在高渗性脱水时，水从细胞内转移至细胞外，使细胞内、外的渗透压达到平衡，其结果是细胞内容量减小。而此时因细胞外液得到了细胞内液的补充，使临床脱水体征并不明显，皮肤常温暖、有揉面感；神经系统可表现为嗜睡，但肌张力较高，反射活跃。由于细胞外液钠浓度过高，渗透压升高，使体内抗利尿激素分泌增加，肾重吸收较多的水分，结果使尿量减少。细胞外液渗透压升高后，水由细胞内渗出以调节细胞内、外的渗透压，结果使细胞内液减少。因细胞外液减少并不严重，故循环衰竭和肾小球滤过率减少都较其他两种脱水轻。由于细胞内缺水，患儿常有剧烈口渴、高热、烦躁不安、肌张力增大等表现，甚至发生惊厥。由于脱水后肾负担明显增加，既要尽量重吸收水分，同时又要将体内废物排出体外，如果脱水继续加重，最终将出现氮质血症。

（二）钾代谢异常

人体内钾主要存在于细胞内，细胞内钾约为 150mmol/L 细胞液。正常血清中钾维持在 3.5 ～ 5.0mmol/L，钾在调节细胞的各种功能中起重要作用。

1. *低钾血症*　当血清钾浓度低于 3.5mmol/L 时称为低钾血症。

（1）病因：低钾血症在临床较为多见，其发生的主要原因如下。①钾的摄入量不足。②由消化道丢失过多，如呕吐、腹泻、各种引流或频繁灌肠而又未及时补充钾。③肾排出过多，如酸中毒等致钾从细胞内释出，随即由肾大量排出。临床常遇到重症脱水、酸中毒患儿血清钾多在正常范围，缺钾的症状也不明显，当输入不含钾的溶液后，由于血浆被稀释，钾随尿量的增加而排出增多；酸中毒纠正后钾则向细胞内转移；糖原合成时可消耗钾。由于上述原因，使血清钾下降，并出现低钾症状。此外有肾上腺皮质激素分泌过多的库欣综合征、原发性醛固酮增多症、糖尿病酮症酸中毒、甲状腺功能亢进症、低镁血症，以及大量利尿药、碳酸酐酶抑制药的应用和原发性肾失钾性疾病（如肾小管性酸中毒等）也可引起低钾。④钾在体内分布异常，如在家族性周期性麻痹，由于钾由细胞外液迅速地进入细胞内而产生低钾血症。⑤各种原因的碱中毒。

（2）临床表现：低钾血症的临床表现不仅决定于血钾的浓度，而更重要的是缺钾发生的速度。当血清钾下降 lmmol/L 时，体内总钾下降 10% ～ 30%。此时大多数患儿能耐受；起病缓慢者，体内缺钾虽达到严重的程度，而临床症状不一定很重。一般当血清钾低于 3mmol/L 时即可出现症状。包括①神经肌肉：神经肌肉兴奋性降低，表现为骨骼肌、平滑肌及心肌功能的改变，如肌肉软弱无力，重者出现呼吸肌麻痹或麻痹性肠梗阻、胃扩张；膝反射、腹壁反射减弱或消失。②心血管：出现心律失常、心肌收缩力降低、血压降低，甚至发生心力衰竭；心电图表现为 T 波低宽、出现 U 波、QT 间期延长、T 波倒置及 ST 段下降等。③肾损低血钾使肾脏浓缩功能下降，出现多尿，重者有碱中毒症状；长期低血钾可致肾单位硬化、间质纤维化，在病理上与慢性肾盂肾炎很难区分。此外，慢性低血钾可使生长激素分泌减少。

2. *高钾血症*　血清钾浓度≥ 5.5mmol/L 时称为高钾血症。

（1）病因：①肾衰竭、肾小管性酸中毒、肾上腺皮质功能减退等使排钾减少；②休克、重度溶血及严重挤压伤等使钾分布异常；③由于输入含钾溶液速度过快或浓度过高等。

（2）临床表现：高钾血症的主要表现如下。①心电图异常与心律紊乱：高钾血症时心率减慢而不规则，可出现室性期前收缩和心室颤动，甚至心搏停止。心电图可出现高耸的 T 波、P 波消失或 QRS 波群增宽、心室颤动及心脏停搏等。心电图的异常与否对决定是否需治疗有很大帮助。②神经、肌肉症状：高钾血症时患儿精神萎靡、嗜睡，手足感觉异常，腱反射减弱或消失，严重者出现弛缓性瘫痪、尿潴留甚至呼吸麻痹。

四、酸碱平衡和酸碱平衡紊乱

如果体内酸和碱超负荷、严重不足或调节功能障碍，导致体液酸碱度稳定性破坏，引起酸碱平衡发生紊乱，简称酸碱失衡。

（一）酸和碱的来源

1. 酸和碱的定义　酸是指在化学反应能提供 H^+ 的物质（H^+ 的供体），如 HCl、H_2CO_3、H_3PO_4 等。碱是指能接受 H^+ 的物质（H^+ 的受体），如 NH_3、HCO_3^-、HPO_4^{2-} 等。

2. 酸和碱的来源

（1）挥发性酸：糖、脂肪、蛋白质氧化分解产生 CO_2，$CO_2 + H_2O \rightarrow H_2CO_3 \rightarrow H^+ + HCO_3^-$，$CO_2$ 可通过肺脏排出，H_2CO_3 又称呼吸性酸。

（2）固定酸：必须从肾排出的酸。如蛋白质代谢产生的 H_2SO_4、H_3PO_4 等；糖、脂肪代谢过程中产生的丙酮酸、乳酸、β-羟丁酸、乙酰乙酸等，又称代谢性酸。

（3）碱的来源：体内碱性物质来自食物，特别是蔬菜、水果中的有机酸盐；另外，肾小管上皮泌 NH_3、氨基酸脱氨基产 NH_3，在体内代谢产碱。

（二）酸碱平衡的调节机制

1. 体液的缓冲作用　体内存在缓冲系统，主要由弱酸及其弱酸盐组成，它们既能和酸又能与碱起反应，使液 pH 持不变或甚少变化的化学反应。

（1）血浆碳酸氢盐缓冲对：只能缓冲固定酸，不能缓冲挥发酸；含量最高的缓冲系统，作用最强大，HCO_3^-/H_2CO_3 决定着细胞外液的 pH。

（2）血红蛋白缓冲对：在缓冲挥发性酸方面担负不容忽视的作用。

（3）血浆蛋白缓冲对。

（4）磷酸盐缓冲对：$HPO_4^{2-}/H_2PO_4^-$ 主要在细胞内发挥作用，特别是肾小管上皮细胞中。

（5）氧合血红蛋白缓冲系统。

2. 呼吸的调节作用（肺在酸碱平衡中的调节作用）　通过改变 CO_2 的排出量来调节血浆碳酸（挥发酸）浓度。呼吸中枢化学感受器对 $PaCO_2$ 变动非常敏感，但是 $PaCO_2$ 并不是直接刺激中枢化学感受器，而是通过改变脑脊液和脑间质液中的 pH，使 H^+ 增加，刺激中枢化学感受器，从而兴奋呼吸中枢，明显增加肺的通气量。PaO_2 ↓、pH ↓、$PaCO_2$ ↑，刺激外周化学感受器（位于颈动脉体和主动脉体），引起呼吸加深加快，增加 CO_2 排出量。

3. 组织细胞的缓冲　血细胞、肌细胞、骨细胞等通过细胞内外离子的交换发挥缓冲作用。所以在酸中毒时，往往伴有高钾血症。

4. 肾的调节作用　肾通过泌尿功能排出过多的酸和碱，调节和维持血液的pH。

上述四方面的调节中，血液缓冲系统反应最迅速；其次是肺的调节，然后是组织内液调节，肾调节作用发挥最慢。

（三）酸碱平衡紊乱的类型及常用指标

HCO_3^-浓度含量主要受代谢性因素的影响，由其浓度原发性降低或升高引起的酸碱平衡紊乱，称为代谢性酸中毒或代谢性碱中毒；H_2CO_3 主要受呼吸因素影响，由其浓度原发性增高或降低引起的酸碱平衡紊乱称为呼吸性酸中毒或呼吸性碱中毒。常用检测指标及其意义如下。

1. pH　pH 是指溶液内氢离子浓度的负对数。pH 为 7.35 ～ 7.45，平均 7.4。Henderson-Hasselbalch 方程式：$pH=pKa+lg[HCO_3^-]/[H_2CO_3]$。可以看出 pH 或 H^+ 主要取决于 HCO_3^-与 H_2CO_3 的比值。

pH 正常可在三种情况下出现：①酸碱平衡正常；②代偿性酸碱平衡紊乱；③酸与碱中毒并存。

2.$PaCO_2$　二氧化碳分压（$PaCO_2$）是指物理溶解在血浆中的 CO_2 分子所产生的压力（相当于肺泡气二氧化碳分压）。正常值 33 ～ 46mmHg，平均 40mmHg。$PaCO_2$ > 46mmHg 说明 CO_2 潴留通气不足，多见于呼吸性酸中毒或代偿后代谢性碱中毒；$PaCO_2$ < 33mmHg 说明 CO_2 排出过多，通气过度，多见于呼吸性碱中毒或代偿后的代谢性酸中毒。

3. 标准碳酸氢盐和实际碳酸氢盐

（1）标准碳酸氢盐（SB）：是血液在标准状况下（38℃，Hb 完全氧合，$PaCO_2$ 为 40mmHg），测得血浆中 HCO_3^-浓度。判断代谢性因素影响的指标。正常值 22 ～ 27mmol/L，平均 24mmol/L。

（2）实际碳酸氢盐（AB）：血浆中 HCO_3^-的实际含量。正常值 22 ～ 27mmol/L，平均 24mmol/L。AB 和 SB 的关系：正常人 AB ＝ SB ＝ 24mmol/L。两者都低，表明代谢性酸中毒；两者都高，表明代谢性碱中毒；SB 正常，AB > SB，表明有 CO_2 滞留，可见于呼吸性酸中毒，反之，见于呼吸性碱中毒。

4. 缓冲碱（BB）　指血中具有缓冲作用碱质总和，正常值（50±5）mmol/L，全面反映体内中和固定酸的能力，也是反映代谢性因素的指标。缓冲碱减少，可见于代谢性酸中毒，反之，见于代谢性碱中毒。

5. 碱剩余（BE） 测定方法如下：用酸或碱滴定血标本 1L，使其 pH 为 7.4，需用酸或碱的量。正常值：（0±3）mmol/L。不受呼吸因素影响。用酸，碱剩余，正值表示；用碱，碱缺失，负值表示。BE 可由全血 BB 和 BB 正常值（NBB）算出：BE=BB － NBB=BB － 48。

6. 负离子间隙（AG） 是血浆中未测定的阴离子（UA）减去未测定的阳离子（UC）的差值（表 1-4）。

表 1-4 负离子间隙

可测定	未测定
阳离子：Na^{+}	K^{+}、Mg^{2+}、Ca^{2+}
阴离子：Cl^{-}、HCO_3^{-}	Pr^{-}、SO_4、PO_4 有机酸
AG=UA － UC，正常值为 12±2mmol/L	

（1）AG 增高：其意义较大，可帮助区分代谢性酸中毒的类型和诊断混合型酸碱平衡紊乱。AG ＞ 16mmol/L，表明有代谢性酸中毒。AG 增高还可见于与代谢性酸中毒无关的情况下，如脱水、使用大量含钠盐的药物和骨髓瘤病人释放出本一周蛋白过多的情况。

（2）AG 降低其意义不大，仅见于低蛋白血症等。

五、发 热

体温调节的高级中枢位于视前区下丘脑前部（POAH）。发热并不是体温调节障碍，发热时，体温调节功能仍正常，只是由于调定点上移，体温调节在高水平上进行。

但对于非调节性体温升高来说则不同，调定点未发生移动，而是由于体温调节障碍（体温调节中枢损伤）或散热障碍及产热器官功能异常等。这属于被动性体温升高，又称为过热。另外某些生理情况下，体温也会升高（如剧烈运动）。

发热通常是由发热激活物作用于机体，激活内生致热原细胞产生和释放内生致热原（EP），再经过一些后继环节引起体温升高。发热激活物又称为 EP 诱导物。外致热原：来自体外的致热物质，如细菌、病毒、疟原虫等；内生致热原：由体内细胞分泌的致热物，如白细胞分泌的白细胞介素 -1、干扰素等。

（一）发热时的体温调节机制

1. 体温调节中枢 包括正调节中枢和负调节中枢。

2. 致热信号传入中枢的途径　①内生致热原通过血 - 脑屏障转运入脑；②内生致热原通过终板血管器作用于体温调节中枢；③内生致热原通过迷走神经向体温调节中枢传递发热信号。

3. 发热时的体温调节机制分类　分为正调节介质和负调节介质两类。

（1）正调节介质：①前列腺素 E（PGE）。PGE 合成抑制剂如阿司匹林、布洛芬等，具有解热作用。② Na^+/Ca^{2+} 比值。Na^+ 使体温升高，而 Ca^{2+} 使体温下降。Na^+/Ca^{2+} 比值改变不直接引起调定点上移，而是通过脑脊液中的 cAMP 来起作用。发热时，CSF 中的 cAMP 明显升高。③环磷酸腺苷（cAMP）。发热时，cAMP 升高与发热效应呈明显正相关。但高温引起的过热期间（无调定点的改变），CSF 中的 cAMP 不发生明显改变。④促肾上腺皮质激素释放激素（CRH）。主要分布于室旁核和杏仁核。CRH 可能是一种双向调节介质。⑤一氧化氮（NO）。机制包括三方面：作用于 POAH 部位，介导发热时的体温升高；刺激棕色脂肪组织的代谢活动导致产热增加；抑制发热时负调节介质的合成与释放。

（2）负调节介质：①精氨酸加压素（AVP），下丘脑神经元合成的神经垂体肽类激素。特点是在不同环境温度，体温调节效应期产生不同作用：在 25℃时，AVP 的解热效应主要表现在加强散热；在 4℃中，主要表现在减少产热。②黑素细胞雌激素（α-MSH），解热作用于增强散热有关。内源性的 α-MSH 可以限制发热的高度和持续时间。③膜联蛋白 A，又称脂皮质蛋白 -1。一种钙依赖性磷脂结合蛋白。

4. 体温调节的方式及发热的时相

（1）体温上升期：正调节占优势，调定点上移。皮肤温度降低，散热减少，引起寒战和物质代谢加强，产热增高。此期热代谢特点：一方面减少散热，一方面增加产热，使产热大于散热，体温因而升高。

（2）高温持续期：体温升高的调定点水平，不再上升，高峰期或稽留期。皮肤温度上升，不再感到寒冷，有酷热感，皮肤、口唇干燥。

（3）体温下降期（退热期）：调定点回到正常水平。发汗中枢受刺激，汗腺分泌增加，大汗。

（二）代谢与功能的改变

1. 物质代谢的改变

（1）糖的分解代谢增强、糖原储备减少，乳酸产量增加。

（2）脂肪分解明显加强。

（3）蛋白质分解加强。

（4）体温上升期，尿量明显减少，Na^+、Cl^-排泄减少，退热期，尿量恢复、Na^+、Cl^-排泄增加。

2. 生理功能改变

（1）中枢神经兴奋性增高。

（2）循环系统：心率增快，体温每上升 1℃，心率加快 18/min。

（3）呼吸功能：呼吸中枢对二氧化碳敏感性增加，呼吸加快加强。

（4）消化功能改变：消化液分泌减少、消化酶活性降低、食欲减退等。

3. 防御功能改变

（1）发热能提高抗感染能力、免疫细胞功能加强。

（2）EP 细胞在发热时产生的大量 EP，除了引起发热外，大多具有一定程度的抑制或杀灭肿瘤细胞的作用。

（3）急性期反应：急性期蛋白合成增多、血浆微量元素改变（血浆铁、锌、铜含量降低）、白细胞计数增高。

（三）围术期体温升高的原因

1. 常见诱因　①室温过高＞ 28℃，而且湿度偏高；②手术无菌单覆盖过多，影响散热；③麻醉术前药使用阿托品量较大，抑制汗腺出汗；④全身麻醉期间采用循环紧闭呼吸回路，钠石灰吸收 CO_2 产生的热量传递给呼吸道使体温升高。

2. 对麻醉的影响　围术期体温升高，基础代谢也随之增加，从而增加耗氧量；高热时通常伴代谢性酸中毒，高钾及高血糖，不及时处理可能诱发更严重问题；体温高于 40℃可引发惊厥。

六、应　激

（一）应激和应激原的概念

1. 应激　机体在收到各种因素刺激时所出现的非特异性全身反应。刺激因素被称为应激原。

2. 应激原分类　可分为三大类，环境因素、机体的内在因素（自稳态失衡）、心理社会因素。

（二）应激反应的基本表现

基本的表现是以蓝斑 - 去甲肾上腺素能神经元 / 交感 - 肾上腺髓质轴和下丘脑 - 垂体 - 肾上腺皮质轴的强烈兴奋为代表的神经内分泌反应。

1. 应激的神经内分泌反应

（1）蓝斑 - 去甲肾上腺素能神经元 / 交感 - 肾上腺髓质系统（LC/NE）：该

神经内分泌轴的基本组成单元为脑干的去甲肾上腺素能神经元及交感 - 肾上腺髓质系统。蓝斑作为该系统的中枢位点，上行主要与大脑边缘系统密切联系，成为应激时情绪 / 认知 / 行为功能变化的结构基础。下行则主要至脊髓侧角，调节交感 - 肾上腺髓质系统的功能。

应激时该系统的基本反应：主要中枢效应与应激时的兴奋、警觉有关，并可引起紧张、焦虑的情绪反应。该系统的外周效应是血浆肾上腺素、去甲肾上腺素浓度迅速升高——主要参与调控机体对应激的急性反应。

（2）下丘脑 - 垂体 - 肾上腺皮质激素系统（HPA）：HPA 轴的基本组成单元是下丘脑的室旁核、腺垂体、肾上腺皮质。室旁核是该神经内分泌轴的中枢位点。

HPA 轴兴奋在应激时的中枢效应：释放 CRH 和 ACTH。CRH 主要功能：刺激 ACTH 分泌进而增加糖皮质激素（GC）的分泌；调控应激时的情绪行为反应；促进内啡肽的释放；促进蓝斑 - 去甲肾上腺素能神经元的活性。

HPA 轴兴奋的外周效应：糖皮质激素分泌迅速增加。糖皮质激素分泌增多是应激最重要的一个反应，对机体抵抗有害刺激起着极重要的作用。应激时糖皮质激素的保护作用：促进血糖增加、促进蛋白质的糖异生，对儿茶酚胺、胰高血糖素等的脂肪动员起容许作用；对许多炎性介质、细胞因子的生成、释放和激活起抑制作用，并稳定溶酶体膜，维持系统对儿茶酚胺的正常反应性。

但慢性应激时糖皮质激素的持续增加具有不利影响。糖皮质激素持续增高显著抑制免疫、炎症反应，还造成生长发育迟缓。还可以抑制性腺轴、甲状腺轴。

2. 应激时机体的功能变化

（1）中枢神经系统：适度兴奋和过度兴奋表现不同。适度兴奋 LC/NE 系统，表现为机体出现紧张、专注程度升高；过度兴奋则出现焦虑、害怕等情绪反应。适度兴奋 HPA 轴，有助于维持良好的认知学习能力和良好的情绪；过度兴奋则引起 CNS 功能障碍如抑郁、厌食等。

（2）免疫系统：急性应激时，外周血吞噬细胞增多，活性增强；但持续强烈应激可抑制免疫功能，可诱发自身免疫病。

（3）心血管系统：基本变化是心率增快、心肌收缩力增强、心排血量增加、血压升高。总外周阻力可升高；冠状动脉血流通常增加。

（4）消化系统：慢性应激时，典型变化是食欲缺乏，可能与 CRH 的分泌增加有关；胃黏膜出现糜烂、溃疡、出血；胃酸分泌可高、可低，胃黏液蛋白的分泌通常是降低的。

（5）血液系统：急性应激时外周血白细胞计数增多、血小板计算增多等；血液表现出非特异性抗感染能力和凝血能力增强，血沉（ESR）增快；骨髓检查见髓系和巨核细胞系增生。

（6）泌尿生殖系统：GFR 下降，ADH 分泌增多。变化主要是尿少、尿比重增高、水钠排泄减少。

3. 应激时机体的代谢变化

（1）糖代谢。创伤应激后机体发生高血糖，原因如下：血内儿茶酚胺浓度升高，致糖原分解加快；儿茶酚胺抑制胰岛素的分泌，因而降低机体对糖的利用率；胰高血糖素分泌增加；糖原异生作用加速。

（2）蛋白质代谢。创伤后蛋白质的分解代谢增加，使尿氮排除增加。蛋白质的来源有两种：一为肌肉蛋白质，二是血浆蛋白质。蛋白质分解的目的不是提供能量，而主要是提供糖的中间产物和氨基酸，以供合成代谢之用。蛋白质分解代谢的原因并非分解的速率增加，而是蛋白质的合成受到抑制而影响蛋白质分解代谢的动态平衡，使机体处于负氮平衡。

（3）脂肪代谢。创伤后脂肪分解加速，这是由于创伤后儿茶酚胺和肾上腺皮质激素均能分解脂肪，血中游离脂肪酸和甘油均有增加。创伤后能量代谢明显增加，体内糖储备被消耗，大部分热量需由游离脂肪酸提供。

（高明泉）

第2章　唇腭裂患儿常见合并症

第一节　与唇腭裂相关的常见综合征

综合征（syndrome）是由一系列特定的、相互关联的症状和体征构成的一组症候群。它常与遗传有关，唇腭裂可能是全身异常的一小部分。这些患者，由于先天性畸形继发的各种病理生理改变将使病情变得更为复杂。

为了便于理解，大致可把综合征归类如下：①伴发内部重要脏器发育异常的综合征。唇腭裂患者伴先天性心脏病高达3%～7%，并以单纯的房间隔缺损和室间隔缺损常见。腭-心-面综合征中80%存在多种心脏异常，主要为室间隔缺损（65%）、右位主动脉弓（35%）、法洛四联症（20%）和左锁骨下动脉异常（20%）。Apert综合征有突眼、腭裂及心、脑、肾等畸形。Fryns综合征伴发的膈疝畸形。这些伴发的畸形可大大增加小儿手术麻醉风险。②与上呼吸道梗阻相关的综合征。Pierre Robin序列征中小下颌和舌后坠、Crouzon综合征中上颌骨后缩和鼻后孔闭锁、Down综合征中大舌畸形、Treacher Collin综合征中小下颌畸形和软骨发育不全致鼻后孔狭窄等均可导致上呼吸道梗阻。如果长期缺氧不能纠正，患儿可导致心肺功能受损和发育不良。因此，唇腭裂患者术前常规排除是否有通气障碍，警惕其发生围术期气道管理困难的潜在危险，应先给予重视并研究插管方案。③伴智力发育迟缓的综合征。腭-心-面综合征就是以腭裂、心血管缺损、特殊面容和智力障碍为特征的一组综合征。上呼吸道梗阻的病人长期慢性缺氧也可影响智力发育。对这类患儿，麻醉医师术前谈话要注意观察其智力情况，并注意与患儿家属做好沟通，使家属术前有一个正确判断，同时清楚综合征对患儿智力的影响，避免不必要的医疗纠纷。

本节将与唇腭裂有关的颅颌面常见综合征的病因、表现、诊断及治疗进行描述，有助于麻醉医师术前明确判断、评估患者颅颌面畸形的影响，组织术前讨论及相关科室联合会诊，准确选择手术时机完成手术。

一、Pierre Robin 序列征

1. *病因及别名* 又称为 Pierre Robin 综合征、复合征（complex）、异常（anomalad）、错位（malformation）和畸形（deformity）等各种名称，其致病机制仍不完全明了。

2. *临床症状*

（1）小下颌畸形：双侧对称性下颌后缩畸形，严重者呈“鸟嘴状”畸形。

（2）腭裂：多为不完全性腭裂，也可表现为腭黏膜下隐裂。

（3）舌后坠，呼吸困难：患儿出生后即有不同程度的吸气性呼吸困难，仰卧时明显加重，改变体位可部分缓解症状，但严重者需手术牵拉舌体向前，解除舌后坠喉咽阻塞症状。紧急情况下可先安放鼻咽通气道，暂时缓解症状，必要时需做气管切开，以保证呼吸通畅。

（4）先天性心脏病：部分患儿有各种先天性心脏病。

（5）肢体畸形：常见末端肢体缺陷，如指（趾）畸形等。

3. *诊断* 临床表现明显诊断容易，X 线有助诊断。

4. *治疗*

（1）呼吸困难的救治：新生儿呼吸困难多见，因舌后坠堵塞咽喉造成咽腔狭窄，仰卧和吸气时舌后坠加重，出现不同程度的呼吸困难。早期治疗主要是解除呼吸梗阻，急救措施可用鼻咽通气道暂时维持气道通畅；舌钳前拉舌体对抗舌后坠；手术将舌体前牵引缝合在下颌骨前份或唇部软组织可较长时间解除舌后坠。

（2）腭裂修补术围术期的处理：伴有其他综合征的 Robin 序列征患者，应做全面体检，特别是伴随于腭 - 心 - 面综合征的患者，心脏结构及功能的全面评估尤为必要。在排除心血管系统异常以及疝等可能出现的高危因素后，麻醉气管插管对麻醉医师是一个不小的考验，小下颌及舌后坠常常是困难气道插管的主要原因，声门显露困难，插管前诱导麻醉容易出现呼吸梗阻，麻醉医师术前应做好充分的准备。一次性气管导管、插管管芯、鼻咽纤维镜、喉罩应常规准备；在手术结束全麻复苏时应较晚拔管，让患儿充分清醒，肌张力恢复，舌肌后坠减弱后再行拔管。为安全起见，应常规准备床旁气管插管及辅助通气用具，如喉罩、口咽通气管、鼻咽通气管。

二、腭 - 心 - 面综合征

腭 - 心 - 面综合征（velocadiofacial syndrome）是一种发病率较高，表现为特殊面型伴腭裂语音和多种类型的心脏异常的一组先天性多基因遗传性疾病。

发病率为 1/4000。

1. *病因及别名*　又称为 Sedlackova 综合征或 Shprintzen 综合征。它是一种常染色体显性遗传性疾病，但表型有较大差异。最新的研究表明该综合征系 22 号染色体的部分缺失所致，基因缺失大小不同，类型不同，表型也不同。

2. *临床表现*　腭 - 面 - 心综合征的临床表现多种多样，但基本特征包括特殊面型、腭裂语音、心血管畸形及语言、学习障碍。其中一些畸形及异常表现轻微，而且不是所有特征都能在每个患者中全部表现出来。

（1）腭裂语音：所有患者均有以过高鼻音为特征的腭裂语音。其中 2/3 可见明显腭裂或隐裂。咽腔造影及鼻咽内镜证实均存在腭咽闭合不全，发音时存在高鼻音和鼻漏气。

（2）特征性面型：绝大部分患者因上颌骨垂直高度过长而呈长脸型，70% 患者颧骨扁平。眼、耳、口、鼻存在不同程度的畸形。75% 的患者鼻根宽大，鼻梁宽而突，但鼻翼发育不良，两侧鼻孔狭窄，在两侧鼻孔中点上方的鼻组织有明显压迹。75% 的患者有传导性耳聋，60% 患者有小耳畸形，35% 患者有眼裂窄短、内眦皱褶，眶下皮肤蓝染，50% 以上患者头发浓密。

（3）心血管畸形：85% 的患者有不同类型的畸形，其中室间隔缺损最多见，占 65%；右位主动脉弓占 35%；20% 的患者有法洛四联症；还有部分患者存在血管异常，特别是颈内动脉的扭曲和向咽后壁的移位，在行咽后壁瓣或腭咽肌瓣矫正腭咽闭合不全时应特别小心，警惕颈部大血管的异位，手术过程避免伤及颈内动脉。

（4）智力：所有患者均存在学习困难和语言发育迟缓，但其中只有 40% 的患者有轻、中度智力障碍。患者的人格特征为淡漠、害羞、人际交往能力差、易激动，严重者甚至有精神病表现。

（5）手指畸形：60% 的患者的手指细长，呈圆锥形。

（6）疝：25% 的患者有脐疝或腹股沟疝。

3. *诊断*　虽然该综合征的表现呈多样化，且畸形程度不一，但四大基本特征有助于明确诊断：①伴或不伴腭裂的“腭裂语音”；②长面型；③各种类型的先天性心脏病；④语言发育迟缓，智力障碍及特殊人格等。“腭裂语音”伴有后 3 种特征中的 1 ～ 2 种，应高度怀疑，并进一步做遗传学检查。

4. *治疗*　对该综合征的患者，应首先对心血管畸形及其对心功能的影响进行评估，对室间隔缺损区大、血流分流明显等影响心功能者，应尽早进行先天性心脏病治疗，恢复正常心功能；对腭 - 心 - 面综合征可能伴发的其他一些畸形，如脐疝或腹股沟疝，也最好行早期修补，以减少疝梗阻，继发肠坏死的危险。只有在这些可能引起严重后果的疾病得到治疗后，才考虑择期行唇腭裂的修补术和手指畸形矫正。

三、Apert 综合征

1. 病因及别名　又称为尖头并指畸形（acrocephalo sgndactyly，ACS），尖头并指综合征 I 型，并指型尖头综合征（syndactylicoxycephaly syndrome）。其为常染色体显性遗传，但多数病例为散发，亦可能系基因突变所致。

2. 临床表现

（1）颅面骨畸形：明显短头并伴有尖头，前额陡峭；面中部 1/3 发育不足，上颌骨发育不足，下颌相对稍显前突，鼻梁低平。

（2）手足畸形：左右对称，并指畸形至少累及第 2、3、4 指，若第 2、3、4、5 指并指称为产科手，所有手指并指称作勺状手。并趾常涉及第 2、3、4 趾，X 线显示有骨融合。

（3）眼症：眶距过宽，眼球突出，外斜视，外眦下斜，视神经因在视神经孔处受压，出现视盘水肿，常继发视神经萎缩。

（4）唇腭裂畸形：有 25% ～ 30% 的病例患有软腭裂或腭垂裂。

（5）中枢神经系统异常：智力低下，颅缝早闭，严重者有颅内压升高的相应症状。

（6）其他畸形：低位耳、脊柱裂、关节粘连、心血管系统异常等。

3. 诊断　根据短尖头和特征性的并指（趾）表现可做出诊断。

4. 治疗　骨及唇腭裂畸形可行外科矫治，术前要小心颅内高压，同时要判断智力状况。

四、Van der Woude 综合征

Van der Woude 综合征占唇腭裂的 2%，发病率大约为 3/10 万。其特征性表现为下唇瘘及唇腭裂。

1. 病因及别名　又称为 Demarquay 综合征，Demarquay Richet 综合征、唇腭裂及下唇旁正中窦综合征（cleft lip palate and paramedian sinuses of the lower lip）。Van der Woude 综合征是一种单基因遗传性疾病，呈常染色体显性遗传模式，是迄今为止唇腭裂遗传学中研究最多、最深入的一个。

2. 临床表现　先天性下唇窦伴唇裂或腭裂是该综合征的主要特征。

（1）下唇窦道：在下唇红唇黏膜中线两旁的对称性窦道，也可见双侧不对称凹陷。

（2）腭裂：大约 2/3 的患者为下唇窦道伴唇腭裂，其中 1/3 伴唇 - 腭裂；另 1/3 伴单纯腭裂或腭隐裂，伴单纯唇裂很少见。

（3）先天缺牙：约 25% 的患者有牙缺失，主要为上颌及下颌第二前磨牙以及上颌侧切牙缺失。

3. 诊断　下唇唇红黏膜窦道是 Van der Woude 综合征最具特征性的体征，深大的窦道易于识别，显而易见的下唇窦道加腭裂或唇腭裂，易于诊断。

4. 治疗　常规唇腭裂修补术，下唇窦道切除。

五、面中裂综合征

面中裂综合征（Median cleft face syndrome）是以面部中线区多器官开裂或分离为主要特征的一类先天性畸形，主要表现为鼻梁宽、塌，鼻裂，眶间距增宽，常伴唇裂及腭裂，少数还伴有眼、耳畸形，指（趾）畸形及颅脑畸形。

1. 病因及别名　又称为鼻 - 额畸形（frantonasal malformation）、鼻 - 额发育不全（frontonasal dyslasia）。无明显家族倾向和遗传倾向，一般认为系鼻囊发育迟缓引起的发育缺陷。

2. 临床表现

（1）眶间距过宽。

（2）鼻畸形：两侧鼻骨分离，鼻根宽大，扁平，鼻背塌陷，鼻尖缺失、扁平甚至开裂，一侧或双侧鼻翼裂，严重者鼻孔分别位于眶下区。

（3）唇裂：部分伴单侧或双侧完全性唇裂或上唇正中裂。

（4）腭裂：部分伴单侧或双侧完全性腭裂。

（5）眼畸形：眼球皮样增生，虹膜残缺，眼睑缺损或粘连。

（6）耳畸形：附耳、耳屏缺损等畸形。

（7）肢端畸形：多趾（指）畸形，指（趾）弯曲、短缩畸形。

（8）颅脑畸形：前颅骨裂。

3. 诊断　眶间距过宽和鼻畸形是其最主要特征，鼻畸形的表现为鼻背宽阔凹陷，鼻孔残缺，鼻小柱宽短。有此特征者且无家族倾向，遗传学检查无异常，即可诊断。

4. 治疗　外科整形手术。颅脑畸形、鼻畸形者麻醉应慎重选择麻醉方式。

六、缺指（趾）- 外胚发育不全 - 裂综合征

缺指（趾）- 外胚发育不全 - 裂综合征（ectrodactyly-ectodermal dysplasia-clefting syndrome，EEC 综合征）是以手指及脚趾数目减少，多为 2 指（2 趾），似虾脚，皮肤的毛发稀疏，多伴双侧唇裂为特征的一组症候群。

1. 病因及别名　简称 EEC 综合征。虽然大多数病例为散在发生，但仍有一

部分表现出遗传倾向，目前认为此征多系常染色体显性遗传。

2. 临床表现

(1) 四肢：90% 的患者双手手指及双脚脚趾数目减少，多残存 2 指（趾），形如虾爪，偶有并趾。

(2) 皮肤：皮肤及附件发育异常，头发、眉毛、睫毛稀疏，皮脂腺及睑板腺稀少，部分患者有许多色素痣及粉刺。

(3) 眼：泪点缺如，常伴发角膜结膜炎、睑炎、泪囊炎，有畏光、流泪、角膜溃疡等眼部疾患。

(4) 唇腭裂：75% 的患者伴双侧唇腭裂，10% 患者仅伴腭裂。

(5) 口腔：口干多见，常见先天性恒牙缺失、锥形牙，部分患者可伴牙釉质发育不全、舌背正中深沟及口角炎、唇炎。

(6) 泌尿生殖系统：20% 的患者伴肾和输尿管畸形以及尿道下裂、隐睾等。

(7) 耳：30% 的患者有传导性耳聋，多系听骨链缺损。

3. 诊断　三大主要症状：四肢缺指（趾）畸形、皮肤毛发稀疏，皮肤附件如汗腺、黏液腺发育不良，分泌少，伴唇腭裂者，可确诊。

4. 治疗　外科手术治疗。术前检查注意泌尿系统筛查。

七、腭裂 - 膈疝 - 粗犷面型 - 四肢发育不全综合征

腭裂 - 膈疝 - 粗犷面型 - 四肢发育不全综合征（cleft palate，diaphragmatic，hernia，coarse facies and acral hypoplasia）是一组由膈疝、大口畸形及唇腭裂、粗犷面型、四肢肢端发育不良伴心、肾及生殖系统异常的严重致死性综合征。大部分患儿在妊娠后期死亡，新生儿中发生率仅为 7/10 万。

1. 病因及别名　由 Fryns 于 1979 年首先报道，故又称 Fryns 综合征。系常染色体隐性遗传。

2. 临床表现

(1) 膈疝：见于所有患儿，膈缺损范围较大，以左侧多见，腹内容物常疝入胸腔，可见肺发育不全和消化道异常，包括肠旋转错位、脐疝等。

(2) 大口畸形：见于所有患儿，25% ～ 30% 的患儿伴发唇腭裂或单纯性腭裂。

(3) 粗犷面型：鼻大、鼻梁宽大、耳郭大；上唇短缩，大口畸形，下颌过小或后缩，面部多毛，颈部粗短。

(4) 四肢远心端发育不良：约 75% 的患者有指（趾）远端短小，末端粗大，指（趾）甲缺陷，手指弯曲。

(5) 生殖系统异常：60% 的病例伴有卵巢发育不全、双成角子宫或隐睾、鞍状阴囊等不同表现。

（6）泌尿系统异常：约 55% 的病例有各种肾异常，如肾缺失、肾盂积水、囊性肾、输尿管囊肿、输尿管缺失等。

（7）先天性心脏病：55% 的患者伴发室间隔缺损、房间隔缺损、主动脉骑跨等心脏缺陷。

3. *诊断*　Fryns 综合征是一种累及呼吸、循环、泌尿、消化等多个重要系统的疾病，大多数在出生前已死亡，能存活下来的大都畸形程度较轻，综合征的表现不完整，有些轻度的非体表性的体征，如小面积膈缺损、心脏缺损等，这些轻度的缺损在日常生活状态下可能无功能障碍，只能在进一步的特殊检查时方能发现，因此，临床医师必须保持高度的警惕性。在围术期，尤其是麻醉对呼吸、心血管系统的干扰，可能诱发出严重的并发症。该综合征患者多以唇腭裂、大口畸形就诊，颌面外科医师在接诊这类患儿时，如伴发四肢畸形、粗犷面型者，应高度怀疑为 Fryns 综合征，应进行全面的检查，特别是全身 CT 扫描尤为必要，如有膈肌缺损，即可明确诊断。

4. *治疗*　对轻度的膈缺损、心脏缺损的 Fryns 征患者，先不要急于行面部唇腭裂或大口畸形的整复，应首先行心脏缺损、膈缺损等危及生命的重要脏器的修补，确保生命安全。如果未及时发现上述严重隐患，在面部畸形整复术中及术后可能出现膈疝，压迫肺叶致呼吸不畅而死亡。所以术前诊断尤其警惕。

八、Binder 综合征

Binder 综合征（Binder syndrome）以面中份发育不全、下颌相对前突伴鼻畸形为特征的一组症候群。

1. *病因及别名*　先天性扁平鼻综合征、上颌 - 鼻发育不全（maxillonasal dysplasia）。绝大多数为散在发生，无明显的遗传倾向。偶见亲代与子代同时受累或兄弟姐妹同时受累，可能与多基因遗传有关。

2. *临床表现*

（1）特殊面型：舟状面型，面中份凹陷，额突发育不足甚至缺失，上颌前份发育不足，上颌骨前后径及高度发育不足，鼻前嵴发育不足，上切牙唇侧牙槽嵴菲薄，鼻翼基部塌陷，下颌骨宽度正常，下颌角变钝，颏部扁平，下颌相对前突伴反𬌗。

（2）鼻畸形：鼻翼和鼻尖扁平，由于颅底变短和额窦发育不足，鼻额角平坦。

（3）上唇畸形：人中发育不全，人中嵴呈弧形，人中凹宽大，上唇前突，偶伴有唇裂或腭裂。

（4）颈椎异常：40% ～ 50% 伴颈椎异常，寰椎、枢椎畸形最常见。

3. *诊断*　上颌发育不足、下颌前突畸形的特殊面型。头影测量分析显示下颌骨基本正常而上颌及颅底发育不足，伴有鼻畸形。

4. *治疗*　正颌外科手术行上颌骨 Le fort Ⅲ型骨切开前徙术。如行唇腭裂手术，小心颈椎异常患者的麻醉插管。

九、Crouzon 综合征

Crouzon 综合征（颅面骨发育不全 facialcranil dysplasia）是以颅骨缝闭合过早、上颌发育不良以及眼球突出等为主要特征的一种综合征。

1. *病因及别名*　本病大多为常染色体显性遗传。有学者认为，引起颅缝过早闭合和其他骨合并异常的原因是芽胚浆的变异引起两骨的骨化中心异常接合或异常分离所致；Crouzon 认为是因胎儿期骨缝区炎症导致了早闭。又称为鹦鹉头综合征、Virchow 综合征、先天性尖头并指（趾）畸形综合征、狭颅综合征、颅面骨发育不全等。

2. *临床表现*　多见于男性。

（1）头颅异常：由于头颅缝过早闭合，限制了颅骨和上颌骨等的生长，引起尖头畸形、短头畸形或三角形头畸形，代偿性地使额区向前明显高起隆突，同时骨缝的骨性结合不能适应迅速发育的颅脑体积的增大，而出现脑积水、智力低下，重者颅内压升高、头痛、呕吐，甚至癫痫发作。

（2）口腔颌面部异常：主要为上颌骨发育不良，下颌骨相对前突，鼻部突出呈鹦鹉嘴样，腭弓呈V形增高变尖，有时合并腭裂、唇裂，整个面中部后缩，上颌牙列拥挤，上唇短，下唇下垂；有时不出现下颌前突，反而相对形成下颌发育不全，出现强制性口呼吸等。

（3）眼、耳异常：视力进行性下降，眼窝浅，眼球突出，浅蓝色巩膜，双眼间距增宽、外斜视，眼裂下斜，眼球震颤；同时因视神经受压，出现视神经炎或视盘水肿，上方视野缺如，继发性视神经萎缩、甚至失明等；也可伴有其他眼疾，如白内障、青光眼、晶状体异位、虹膜缺如等；双侧外耳道闭锁，听力减退或消失。

（4）其他：有的可出现脊柱隐裂、并指（趾）、先天性心脏病等。

3. *诊断*　X 线检查，可见面、颅骨异常，脑脊液压力增高。

4. *治疗*　早期通过颅颌外科手术打开骨性闭合的骨缝，加宽颅腔容积，如有视盘水肿等颅内高压症状更是手术适应证；如已出现突眼症状，可行眼眶减压术。原则上到了颅骨发育完成（8 岁）后病变不再进展。腭裂手术应选择恰当手术时机。

第二节　急性上呼吸道感染

急性上呼吸道感染（acute upper respiratory infection，AURI）系由各种病原引起的上呼吸道的急性感染（简称上感），俗称“感冒”，是小儿最常见的疾病。

1. 病因　90% 以上为病毒感染，之后可继发细菌感染。婴幼儿时期由于上呼吸道的解剖和免疫特点易患上呼吸道感染。尤其是唇腭裂患者，因为口腔与外界直接相通，更易发生反复上呼吸道感染或使病程迁延。

2. 临床表现　由于年龄大小、体质强弱、病原菌及病变部位的不同，病情缓急、轻重程度也不同。年长儿症状较轻，婴幼儿较重。

（1）症状：①局部症状，鼻塞、流涕、喷嚏、干咳、咽部不适和咽痛等，多于 3 ～ 4d 自然痊愈。②全身症状，发热、烦躁不安、头痛、全身不适、乏力等。部分患儿有食欲缺乏、呕吐、腹泻等消化道症状。

婴幼儿起病急，全身症状为主，常有消化道症状，局部症状较轻。多有发热，体温 39 ～ 40℃，热程 2 ～ 3d 至 1 周左右，起病 1 ～ 2d 可因高热引起惊厥。

（2）体征：体格检查可见咽部充血、扁桃体肿大。有时可见下颌和颈淋巴结肿大。肺部听诊一般正常。

3. 并发症　以婴幼儿多见，病变若向邻近器官组织蔓延可引起中耳炎、鼻窦炎、咽后壁脓肿、扁桃体周围脓肿、颈淋巴结炎、喉炎、支气管炎及肺炎等。

4. 实验室检查　病毒感染外周血白细胞计数正常或偏低，中性粒细胞减少，淋巴细胞计数相对增高；细菌感染者外周血白细胞可增高，中性粒细胞增高。

5. 诊断　根据临床表现一般不难诊断，但需与流行性感冒、急性阑尾炎、其他急性传染病鉴别。

6. 治疗

（1）一般治疗：病毒性上感为自限性疾病，注意休息、保持良好周围环境，应多饮水、补充大量维生素 C，预防交叉感染及并发症。

（2）全身治疗：大多数上感由病毒引起，必要时可试用利巴韦林。细菌性上呼吸道感染或病毒性继发细菌感染者可选用抗生素治疗，常选青霉素类、头孢菌素类、复方新诺明及大环内酯类抗生素。

（3）对症治疗：①高热可口服对乙酰氨基酚或布洛芬，亦可用冷敷、温湿敷；②发生高热惊厥者可以镇静、止惊处理；③中成药亦有较好效果。

（王心怡）

第3章　麻醉药理学基础

麻醉医师的任务一方面在于通过合理、科学的药物组合及剂量产生能满足手术需要的镇静、镇痛、肌松作用；另一方面要维持病人的各项生理功能的动态平衡、降低应激反应，同时还要尽可能减小各种药物的不良反应。行唇腭裂手术的病人绝大部分为儿童，儿童在药动学和药效学方面与成年人存在很大差异，现代医学观点普遍认为，在临床用药方面，绝对不能将儿童看作缩小版的成年人。从新生儿出生到其长大成人，个体在生理和体格方面会发生巨大变化，这种变化会很大程度上影响到药物在体内的吸收、分布、代谢甚至药理作用。因此，儿童用药应根据其自身的生理情况相应用药。下文先介绍与临床麻醉有关的药理学基础知识。

第一节　药动学与药效学

一、药　动　学

药动学是研究药物的体内过程，即给药剂量与药物的血浆、效应部位浓度之间的关系，包括药物的吸收、分布、代谢和排泄。

（一）药物分子的跨膜转运

药物分子通过细胞膜的方式有滤过（水溶性扩散）、简单扩散（脂溶性扩散）和载体转运（包括主动转运和易化扩散）。

1. 滤过　分子直径小于细胞膜水溶性通道的药物，借助膜两侧的流体静压和渗透压差，由压力高一侧转移到压力低一侧的过程称为滤过。这种转运通常与药物分子结构和大小有关，分子量＜100、直径＜0.4nm、不带电荷的极性分子等水溶性药物可通过细胞膜亲水膜孔扩散，如水、乙醇、尿素等。一般扩散速率与该药物在膜两侧的浓度差有关。

2. *简单扩散* 药物分子溶解于细胞膜的脂质层，依靠其在脂质双分子膜两侧形成的浓度差通过细胞膜的方式。绝大多数药物按照这种方式通过生物膜。影响因素，有药物的理化性质（如脂溶性、解离度、分子量、极性）、膜的性质和面积、膜两侧的药物浓度差。

3. *载体转运* 细胞膜上具有特殊的跨膜蛋白，这种载体可以在细胞膜的一侧与药物或者生理性物质相结合，将其转运到膜的另一侧后再将这些物质释放出来，这种方式称为载体转运。载体转运的特点是对转运物质具有选择性；因为药物必须与数量有限的载体结合才能通过细胞膜，故具有饱和性；结构相似的药物或内源性物质可相互竞争同一载体，从而发生竞争性抑制。载体转运主要有主动转运和易化扩散两种方式。主动转运，需要消耗能量，可逆电化学差转运药物，能量来源于ATP水解或者其他离子的电化学梯度；易化扩散，不消耗能量，不能逆电化学差，实际上是一种被动转运。

药物通过细胞膜的速度与可利用的膜面积大小有关。膜表面大的器官，如肺、小肠，药物通过其细胞膜脂层的速度远比膜表面小的器官（如胃）快。

（二）药物的体内过程

1. *吸收* 药物从用药部位进入血液循环的过程称为吸收。药物只有经吸收后才能发挥全身作用。通常采用的给药途径如下。

（1）口服：大多数药物在胃肠道内是以简单扩散的方式被吸收的。口服药物受到很多因素的影响，如饮水量、是否空腹、药物颗粒大小、胃肠道蠕动度和pH等。从胃肠道吸收入门静脉系统的药物在到达全身血循环前必先通过肝，如果肝对其代谢能力很强，或由胆汁排泄量大，进入全身血液循环内的有效药物量则明显减少，这种作用称为首关消除。

（2）吸入：吸入麻醉药及一些治疗性的气体可以通过吸入给药，一些容易气化的药物也可以采用这种方式，如沙丁胺醇。由于肺泡表面积很大，血流丰富，因此这些药物经肺吸收很快。

（3）局部用药：其目的是在目标部位（眼、鼻、皮肤、咽喉等）产生局部作用，如局部麻醉等也是这种方式。

（4）舌下给药：舌下给药可以避免口服给药的首关消除，如硝酸甘油，通过血流丰富的颊黏膜吸收，可以直接进入血液循环。

（5）注射给药：静脉注射可避开吸收屏障，直接进入血液循环，因而起效很快，同时危险性也最高。全麻过程中绝大部分药物是通过这种方式应用的。

2. *药物的分布* 麻醉过程中，通常采用血管内给药的方式，药物进入循环后即随血液循环分布到各个器官组织，该过程称为分布。药物分布受到许多因素的影响，如药物的脂溶度、血浆蛋白结合率、器官的血流量、毛细血管通透性、局部 pH、特殊屏障组织、药物的 pKa 等。

（1）血浆蛋白结合率：药物进入循环后大多能与血浆蛋白结合。弱酸性药物多与清蛋白结合，弱碱性药物除了可与清蛋白结合之外还能与脂蛋白和 α_1 酸性糖蛋白结合。结合型药物（DP）和游离型药物（D）之间各占一定比例并达到动态平衡。

公式如下：$D + P \leftrightarrow DP$

$\frac{[D][P]}{[DP]}=K_D$（K_D 为解离常数）

若 P_T 为血浆蛋白总量，上面公式可转换为：$\frac{[DP]}{P_T}=\frac{[D]}{K_D+[D]}$

该公式说明，血浆蛋白结合率的决定因素为游离型药物浓度，血浆蛋白总量，药物和血浆蛋白的亲和力（解离常数 K_D）。结合型药物不能跨膜转运，它是药物在体内的一种暂时储存的形式。血浆内游离型药物的浓度随着分布、消除而降低之后，结合型药物可以解离出游离型药物和血浆蛋白。因此，血浆蛋白的浓度以及药物与之的结合率影响到药物的分布、转运、药效和消除。各种原因导致的血浆蛋白过少或变质，可进一步导致血浆游离型药物浓度升高，容易发生药物毒性反应。药物与血浆蛋白的结合特异性比较低，因此某种药物与血浆蛋白的结合受到可结合于同一位点的其他药物或者体内某些内源性化合物的影响，即所谓的竞争性置换。如磺胺异噁唑可将胆红素从血浆蛋白上置换下来，因此新生儿使用该药可发生致死性的核黄疸。

（2）器官组织血流量：人体各器官组织的血流量各不相同，肝、脑、肾、肺等器官的血流量较大，肌肉、脂肪、皮肤等组织的血流量相对就要小得多。药物向组织的分布速度还取决于组织膜的通透性。因此药物进入循环后很快进入肝、脑、肾、肺等器官，随后再逐渐进行再分布。如硫喷妥钠进入循环后首先进入血流量大的脑组织产生药理作用，但由于其脂溶性高，随着时间的推移硫喷妥钠会逐渐被脂肪组织吸收并储存。

（3）体液 pH 和药物的解离度：正常情况下，细胞内液的 pH 为 7.0，细胞外液 pH 为 7.4。弱酸性药物进入循环后在细胞外液中解离较细胞内液多，浓度也较细胞内液高。如果通过药物提高血液的 pH，可以使细胞内液的药物转移到细胞外液。弱碱性药物则正好相反。临床通过口服碳酸氢钠来解救弱酸性的巴比妥类药物中毒正是利用此原理。

（4）组织细胞结合：不同的药物与某些组织细胞的特殊成分具有特定的亲和力，这使得这些组织的药物浓度高于游离型药物的血浆浓度，即药物的分布存在组织器官特异性。如碘主要被甲状腺吸收、硫喷妥钠因脂溶性高而大量储存于脂肪组织中、钙沉积于骨骼等。通常这种亲和力成为药物在体内的一种储存方式。

（5）体内屏障的作用：包括血 - 脑屏障、胎盘屏障和血 - 眼屏障。

①血 - 脑屏障：大约100年前就已被发现，给动物注入活性染料，全身组织都染上色而唯独脑组织不染色。但如果把染料直接注入蛛网膜下腔，则脑组织迅速被染色。以后的大量实验研究表明，有些物质完全不能由血液进入脑组织间液，有些物质进入很缓慢，而有些物质却很迅速。在血 - 脑之间有一种选择性地阻止某些物质进入的屏障存在，称为血 - 脑屏障。

血 - 脑屏障的功能在于保证脑内环境的高度稳定性，以利于中枢神经系统的机能活动，同时能阻止异物（微生物、毒素等）的侵入。

血 - 脑屏障的物质基础是脑的毛细血管有别于组织毛细血管，它有3个特点：脑毛细血管内皮细胞相互连接得非常紧密，而其他组织毛细血管壁有较大的缝隙；毛细血管内皮细胞外的基底膜是连续的；毛细血管壁外表面积的85%都被神经胶质细胞的终足包绕。因此，药物从血液进入脑组织间液要穿越较多的层次，包括脂性的（质膜）和非脂性的（基底膜）膜的结构。与其他组织（如肌肉组织的毛细血管）相比，脑毛细血管内皮细胞的胞饮作用很微弱，通过胞饮作用转运物质（大分子和电解质）的能力是很有限的，这就更加强了脑毛细血管壁的屏障功能。

物质进出脑组织的主要方式为扩散或载体转运。以扩散方式通过血 - 脑屏障的物质主要是水和气体。水可以根据血浆渗透压的改变而自由进出脑组织。临床上通过静脉注入甘露醇来提高血浆渗透压，可使脑脱水以降低颅内压。O_2、CO_2、N_2O及挥发性吸入麻醉药也可迅速扩散进入脑组织。脂溶性物质容易透过亲脂性的质膜，因而也能迅速扩散入脑，已知扩散最快的物质是乙醇。葡萄糖、氨基酸和各种离子是靠载体转运的。葡萄糖载体转运系统的立体特异性，只有D- 葡萄糖才能进入，而*L*- 型的则不能。不同种类的氨基酸进入脑组织的速度不同，与有无相应的氨基酸载体及载体的质与量有关。但凡必需氨基酸大都转运迅速，而非必需氨基酸都难以透过血 - 脑屏障。各种离子的转运速度也不同，但都比进出其他组织要慢得多。可扩散入脑的物质一旦解离形成离子形式则越过血 - 脑屏障的速度减慢。质子的转运很慢，但CO_2的扩散却极为迅速，因此血液的PCO_2比血液pH更能反映脑组织的酸碱度。当用$NaHCO_3$纠正糖尿病酸中毒时要谨慎，因为CO_2比HCO_3^-进入脑组织要快，有可能使脑组织的pH进一步下降。

物质通过血 - 脑屏障的难易程度取决于两方面的影响因素：一是物质本身的性质和状态；二是血 - 脑屏障的结构和功能。细胞膜是以类脂为基础的双分子层结构，凡是亲脂性强的物质就易于透过细胞膜，反之则不易通过。物质的亲脂性取决于其化学结构，含极性基团多则亲水性强，含疏水基团多则极性小而亲脂性强。应用这一原理，可以把某些作用于中枢神经系统的药物进行化学修饰，降低其亲水性，使其能更迅速地透过血 - 脑屏障，从而提高药物的疗效。如把巴比妥转变为苯巴比妥能提高其效果。脑毛细血管内皮细胞之间连接十分紧密，通透性较小，与血浆蛋白结合的物质通常难以通过血 - 脑屏障，实际上，血浆中的许多物质（如激素、脂肪酸、胆红素等）又都是与血浆蛋白结合的，所以结合与解离的动态平衡直接影响到物质通过血 - 脑屏障的速度。如患高胆红素血症的婴儿，血浆蛋白与胆红素结合可以防止胆红素进入脑组织，但是如果此时应用能同胆红素竞争与血浆蛋白结合的磺胺类药物，就会使胆红素大量游离并通过血 - 脑屏障，进一步导致严重的后果。脑毛细血管内皮细胞膜上的多种载体蛋白，能促进一些本来难以通过血 - 脑屏障的极性分子的转运。已经肯定的载体系统有己糖载体、中性氨基酸载体、碱性氨基酸载体、短链单羧酸载体等。由于脑毛细血管上皮细胞缺乏酸性氨基酸载体，谷氨酸和天门冬氨酸是难以通过血 - 脑屏障的。必需氨基酸特别是芳香族的和支链的最容易通过血 - 脑屏障，蛋氨酸的通过亦较迅速。已发现的氨基酸载体只有少数几个，能通过血 - 脑屏障的氨基酸比较多，因此有可能出现竞争现象。先天性苯丙酮酸尿症患儿，血中苯丙氨酸浓度太高，影响色氨酸进入脑组织，可以导致小儿脑发育不全。某些物质在通过脑毛细血管内皮细胞时会受到胞质内酶系统的破坏，即使能进入毛细血管内皮细胞也不一定都能进入脑实质。现已发现，脑毛细血管内皮细胞含有单胺氧化酶（MAO），可使单胺类的神经递质（如儿茶酚胺、5- 羟色胺等）分解，还有 γ - 氨基丁酸（GABA）虽然可被脑毛细血管内皮细胞摄入，但却会被细胞内 GABA 转氨酶破坏。由于新生儿血 - 脑屏障发育不全，通透性较高；另外，在一些病理情况下，如血管性脑水肿、电离辐射损伤及脑肿瘤等，血 - 脑屏障通透性均可增高。

②胎盘屏障：胎盘屏障是胎盘绒毛组织与子宫血窦间的屏障，胎盘是由母体和胎儿双方的组织构成的，由绒毛膜、绒毛间隙和基蜕膜构成。绒毛膜内含有脐血管分支，从绒毛膜发出很多大小不同的绒毛，这些绒毛分散在母体血之中，并吸收母血中的氧和营养成分，排泄代谢产物。胎盘对一般药物的通透性与普通毛细血管无明显差异，因此实际上胎盘对药物的转运并无明显屏障作用，药物进入母体循环后即可穿透胎盘进入胎儿循环，并逐渐与胎盘循环之间建立一个动态平衡。因此，孕期用药应当十分慎重。

③血 - 眼屏障：药物进入循环后，分布到前房、晶状体、玻璃体的药物浓度远远低于血浆浓度，该现象称为血 - 眼屏障。其通透性类似于血 - 脑屏障，

因此眼科用药以局部用药为佳。

3. 药物代谢　是药物作为一种异物进入机体之后，机体将其消除的一种重要途径。药物代谢一般发生在药物进入循环后被肾排泄之前。药物经过代谢后，其作用通常降低或者消失，但也有一些药物经过代谢之后药理或者毒性作用增强。体内各种组织器官都有代谢药物的作用，其中肝为代谢的主要场所，其次是胃肠道、肺、皮肤和肾。药物的代谢大部分需要酶的参与，只有少部分可以不需要酶的催化而自动进行。

药物代谢步骤通常涉及Ⅰ相反应和Ⅱ相反应。氧化、还原、水解均为Ⅰ相反应，原型药物经过引入或者脱去功能基团（—OH，$—NH_2$，—SH）而生产极性较高的代谢产物（大部分无活性，少部分仍有活性）。这些代谢产物大多不会被迅速排泄，而是进行Ⅱ相反应，即葡萄糖醛酸、硫酸、甘氨酸、醋酸与这些代谢产物结合形成极性更高、更容易被肾排泄的化合物。Ⅱ相反应的产物绝大多数都是无活性的，也有少数是有活性甚至是有毒性的。Ⅱ相反应需要位于胞质或微粒体中的特异性转移酶及高能量中间物质参与。

细胞色素 P_{450} 单胺氧化酶系：许多外源性脂溶性的非营养物质在体内需经过生物转化。肝是人体进行生物转化Ⅰ相反应的主要场所。参与生物转化的酶类，是由一个庞大的基因家族编码调控的、依赖细胞色素 P_{450} 混合功能的氧化酶系统，其中主要成分是细胞色素 P_{450}。肝 P_{450} 由三部分组成：血红素蛋白（P_{450}）、黄素蛋白（$NADPH_2$ 细胞色素 C 还原酶）和磷脂（磷脂酰胆碱）。涉及大多数药物代谢的 P_{450} 酶系主要有 CYP_1、CYP_2、CYP_3 三个家族，相关的有 7 种重要的 P_{450} 酶：CYP_1A_2（占总 P_{450} 代谢药物的 4%）、CYP_2A_6（2%）、CYP_2C_9（10%）、CYP_2C_{19}（2%）、CYP_2D_6（30%）、CYP_2E_1（2%）、CYP_3A_4（50%）。对于新生儿而言，氧化反应先天不足，还原反应少受影响，羟化反应与成年人无异，分娩过程诱使 P_{450} 酶系在出生后迅速发育。胎儿和婴幼儿肝中 CYP mRNA 及蛋白质水平、酶活性与成年人无明显差异。CYP_1A_2 是唯一存在于肝中的 CYP_1A 家族成员，参与咖啡因、茶碱、二甲基黄嘌呤等常用药物的代谢。CYP_1A_2 在胎儿肝中缺乏，在新生儿肝中活性很低。CYP_3A 家族中的 CYP_3A_4、CYP_3A_5 和 CYP_3A_7 是相关药物代谢最重要的细胞色素氧化酶。存在于肝和肠壁的 CYP_3A_4 主要参与咪达唑仑的首关效应，还参与阿芬太尼、芬太尼、利多卡因、地西泮和美沙酮等药物的代谢。CYP_3A_7 是胎儿肝中活性相当高的同工酶，在新生儿早期活性最大，在出生后 1 个月内活性几乎全部消失，它对咪达唑仑、卡马西平的代谢作用很小。CYP_2D_6 对 25% 的临床用药（如抗精神病药、抗心律失常药、阿片类药、抗抑郁药）的代谢有重要作用。还参与可待因和曲马朵的代谢。Ⅱ相反应催化（糖脂化反应、谷胱甘肽结合反应和乙酰化反应）内源性水溶性分子与药物结合，进一步提高药物的水溶性使其可经肾和胆汁分泌。新生儿期糖脂化反应、谷胱甘肽结合反应和乙酚化反应先天不足，但出生时硫酸化结合反应是一重要的有效途径。UGTs 是一酶的基因超家族，UGT 可催化葡萄糖醛酸与底物结合，根据序列的同源性可分为 UGT_1A_1 和 UGT_2B 两个家族，含有 18 种不同的酶。实际上，胆红素结合反应（UGT_1A_1）在胎儿肝中未被检测出，但生后迅速升高，至 6 ～ 9 个月达成年人水平。

4. 药物的排泄　进入体内的药物可以经肾、消化道及汗液、唾液等其他方式进行排泄。肾是药物排泄的最重要器官，很多药物的大部分甚至全部是从肾排泄出体外的，其方式为肾小球滤过、肾小管分泌和重吸收。肾发育开始于孕 8 周并在孕 36 周完成，此时所有肾单位的 GFR 仅是成年人的 5%，如用体表面积标准化肾血浆流量（对氨基马尿酸）和 GFR（菊粉或甘露醇），发现婴儿 6 ～ 12 个月可达到成年人水平。值得注意的是，如果清除率用体重标准化，则肾血浆流量和 GFR 可在几周至 1 个月提前达到成年人水平。出生时由于肾小管在解剖和功能上均未成熟，因此，主动分泌和被动重吸收功能都比较低下。肾小管功能成熟需要很长时间，大约 18 个月可以达到成年人水平。肾血浆流量的减少主要说明成年人与足月产婴儿在 GFR 方面的差异。出生时低 GFR 可能起到保护接近成熟的肾小管免受电解质和其他溶质过度负荷造成损害的作用。分娩后肾血浆流量有极大提高，第 1 年对氨基马尿酸的清除率可提高 10 倍。多数经肾清除的药物半衰期在出生后 1 ～ 3 周可以明显延长，到出生 4 周起则明显缩短，6 个月时可达到成年人水平。药物还可以通过胃肠道壁从血浆以被动扩散的方式排入胃肠腔内，肠上皮细胞膜上的 P- 蛋白也能直接把药物及其代谢产物从血液分泌入肠道。分泌到胆汁的药物可以随胆汁进入肠腔，进而随粪便排出体外。但是随胆汁进入肠腔的部分药物可以再被小肠吸收进入循环，随后完成肠 - 肝循环。另外，药物还可以通过汗液、唾液和泪液进行排泄，量很少，不太重要。

（三）药物消除动力学

1. 定义

（1）一级消除动力学：是体内药物在单位时间内消除的药物百分率不变，也就是单位时间内消除的药物量与血浆的药物浓度成正比。血浆药物浓度高，单位时间内消除的药物多；血浆药物浓度降低时，单位时间内消除的药物也相应降低。

（2）零级消除动力学：是药物在体内以恒定的速率消除，即不论血浆药物浓度高低，单位时间内消除的药物量不变。

2. 药动学重要参数

（1）药物消除半衰期（$t_{1/2}$）：是血浆药物浓度下降一半所需要的时间。其长短可反映体内药物消除速度。

按一级动力学消除的药物的 $t_{1/2}$ 计算：

$$t_{1/2}=\frac{0.693}{k_e}$$

按零级动力学消除的药物的 $t_{1/2}$ 计算：

$$t_{1/2}=0.5\frac{C_0}{k_0}$$

（2）清除率：是机体消除器官在单位时间内清除药物的血浆容积，也就是单位时间内有多少毫升血浆中所含药物被机体清除。

（3）表观分布容积：当血浆和组织内药物分布达到平衡后，体内药物按此时的血浆药物浓度在体内分布时所需体液容积称为表观分布容积。

（4）生物利用度：经任何给药途径给予一定剂量药物后到达全身血循环内药物的百分率称为生物利用度。

二、药　效　学

药物在机体内产生的药理作用和效应是药物和机体相互作用的结果，受药物和机体的多种因素影响。本部分主要介绍药效学的一些基本概念。

1. 量 - 效关系　药理效应与剂量在一定范围内成比例，这就是剂量 - 效应关系。

2. 最小有效量（或浓度）　刚能引起效应的药物最小剂量（或浓度）。

3. 最大效应　随着剂量或浓度的增加，药物的效应也增加，当效应增大到一定程度之后，再增加药物剂量或浓度也不能再增加其效应时，这一药理效应即称为最大效应或者效能。

4. 半最大效应浓度（EC_{50}）　能引起 50% 最大效应的浓度。

5. 效价强度　能引起等效反应（一般采用 50% 效应量）的相对浓度或剂量，其值越小强度越大。

6. 半数有效量（ED_{50}）　能引起 50% 实验对象出现阳性反应的药物剂量。当观察的目标阳性反应为死亡时，称为半数致死量（LD_{50}）。

7. 治疗指数　即反映药物安全性的指标，LD_{50}/ED_{50} 的比值。

8. 受体　介导细胞信号传导的功能蛋白质，能识别周围环境中的某种微量化学物质并与之结合，然后通过中介的信息放大系统触发后续的生理或药理效应。

（1）受体特性：灵敏性、特异性、饱和性、可逆性、多样性。

（2）受体占领学说，受体只有与药物结合才能被激活并产生效应，效应强度与被占领的受体数目成正比，所有受体都被占领时出现最大效应。药物与受体的结合不仅需要亲和力，还需要有内活性，才能产生效应，没有内活性的药物即使有亲和力能与受体结合，也不能产生效应。根据效应的不同，作用于受体的药物可分为激动药、部分激动药和拮抗药。

激动药和部分激动药：既有亲和力又有内在活性，能与受体结合并产生效应。激动药内在活性强，部分激动药内在活性不强，与前者合用还能拮抗激动药的部分效应。

拮抗药：具有较强的亲和力但没有内在活性，与受体结合后不产生效应，受体被其占据后激动药的效应被拮抗。也有少数药物存在很弱的内在活性。

①竞争性拮抗药：竞争性拮抗药与受体的结合是可逆的，能与激动药竞争相同受体，增加激动药剂量，可增加激动药占据的受体数量，但最大效能不变。

②非竞争性拮抗药：该药与激动药合用，使后者亲和力和活性降低。或者与受体不可逆结合。

第二节　麻醉药物临床应用

一、吸入麻醉药

（一）概述

吸入麻醉药，是一类挥发性的液体或者气体，其作用机制学说较多，尚未统一，一般认为脂溶性学说是各种学说的基础。该学说认为，脂溶性高的吸入麻醉药容易进入神经细胞膜的脂质层，导致细胞膜的理化性质发生改变，使膜蛋白及钠、钾通道发生构象和功能改变，从而抑制神经细胞除极或递质释放，神经冲动传导受到抑制而产生全身麻醉作用。

吸入麻醉药的麻醉作用受到吸入气体中麻醉药的浓度、最小肺泡浓度（MAC）、血气分配系数、油气分配系数等的影响。随着年龄的增长，吸入麻醉药在肺泡内浓度的上升速度逐渐减慢，顺序为婴幼儿＞儿童＞成年人。这是由于肺泡通气量和功能残气量的比值逐渐增高，而且血药浓度在大部分血管丰富的组织迅速达到平衡，婴幼儿吸入麻醉药（七氟烷除外）的血 / 气分配系数和组织 / 气分配系数较低，因此婴幼儿的诱导速度更快。吸入麻醉药在肺泡、血液和组织的快速增加，尤其是给予高浓度吸入麻醉药的时候，可导致诱导时血压急剧下降。在不影响通气的条件下，婴幼儿和儿童对吸入麻醉药的排泄较成人快，因此苏醒也较快。如在停止吸入氧化亚氮（笑气）后，肺泡内笑气的浓度在 2min 内就可以从 70% 降低到 10%，而成年人的这一过程需要 10min。婴幼儿的最低肺泡有效浓度（MAC）比较大的儿童和成年人高。一般来说，从成年人到婴儿，吸入麻醉药的有效浓度随年龄的减少而增高，并在婴儿期达到峰值，新生儿和早产儿随年龄下降而进一步降低（表 3-1）。年龄越小，吸入麻醉药吸收越迅速，吸入麻醉药过量是导致严重并发症的一个主要原因。婴幼儿吸入高浓度吸入麻醉药可能导致严重的低血压。有效浓度可以提示应该在何时进行各项麻醉操作，如气管插管、拔管等（表 3-2）。

表 3-1　吸入麻醉药的有效浓度（%）

年龄	氟烷	异氟烷	七氟烷	地氟烷
早产儿	0.55	1.3 ～ 1.4	不可用	不可用
足月儿	0.87	1.6	3.3	9.1
婴儿	1.2	1.8	3.2	9.4
儿童	0.95	1.6	2.5	8.5

表 3-2　儿童麻醉操作所需吸入麻醉药的有效浓度（%）

麻醉操作	有效浓度
气管插管	氟烷 1.3，恩氟烷 2.93，七氟烷 2.7
拔管	异氟烷 1.4，七氟烷 1.7，地氟烷 7.7
喉罩置入	氟烷 1.5，七氟烷 2.0
拔出喉罩	七氟烷 1.84
切皮	七氟烷 1.33
苏醒	七氟烷 0.3

所有吸入麻醉药对肺通气均有不同程度的抑制。浓度增加，潮气量和每分通气量将减少；$PaCO_2$ 升高，肋间肌群明显受到抑制，如果还合并任何程度的气道梗阻，将会导致通气量的严重降低。吸入麻醉药还可对钙通道的活性产生抑制作用，从而导致不同程度的心肌抑制。其中，氟烷的心肌抑制作用最明显，其次是异氟烷，最小的是七氟烷和地氟烷。氟烷可导致心动过缓，七氟烷少见，可用阿托品纠正。对幼儿而言，尤其是新生儿，吸入麻醉药可以延长 Q-T 间期（氟烷＞七氟烷＞异氟烷），虽然很少见，但是少数 Q-T 间期延长的幼儿有发生心律失常的可能性。吸入麻醉药还可以抑制缺氧性肺血管收缩，对于一些本

身有肺疾病的患儿，这种情况可导致动脉血氧饱和度的下降。所有吸入麻醉药还可以增强非去极化肌肉松弛药的作用，使得我们可以降低这类肌松药的用量，从而使肌松作用容易逆转。另外，所有吸入麻醉药均有诱发恶性高热的可能。

（二）常用吸入麻醉药

1. 氧化亚氮（笑气） 氧化亚氮无味，不溶于水，成年人有效浓度为104%，可以用于儿童麻醉的诱导和维持。较高的吸入浓度可增加其他吸入麻醉药的肺泡摄取率，加速诱导过程，即第二气体效应。氧化亚氮还有一定的镇痛作用和降低通气量的作用。它对婴儿的心排血量和血压有轻度的抑制作用，但对肺血管阻力和肺动脉压影响不大。对于婴幼儿和儿童，氧化亚氮与氟烷或异氟烷合用达到 1.5 倍有效浓度对心血管产生的影响和单用 1.5 倍有效浓度的氟烷或异氟烷是类似的。氧化亚氮可以迅速弥散到身体的密闭含气体腔，因此，氧化亚氮不能用于有气胸、肺囊肿、肠梗阻、肺气肿等情况的患儿。氧化亚氮甚至能弥散到中耳，一些听力正常或鼓膜完整的患儿，氧化亚氮所致的鼓膜膨胀可以导致术后的耳痛。氧化亚氮不会增加患儿术后恶心呕吐。

2. 七氟烷 七氟烷气味芳香，易于被小儿接受，对呼吸道无刺激，具有较低的血气分配系数（0.68），是理想的吸入诱导药物，因此广泛应用于唇腭裂患儿的麻醉诱导和维持。通常不需要采用逐步增加吸入七氟烷浓度的诱导方式，起始浓度即可用到 8% 的最大浓度，可以获得最快的诱导速度。为了让患儿可以更好地接受吸入诱导使用的面罩，可以使用带有水果芳香气味的面罩。

不同年龄段患儿七氟烷的有效浓度变化规律与其他吸入麻醉药有所不同，新生儿到 6 个月为 3.2%，6 个月至 10 岁的患儿为 2.4%，如果给患儿合用 60% 的氧化亚氮，七氟烷的有效浓度可降低 23%。较小的患儿采用七氟烷吸入诱导，如果在插管前给予适当剂量的异丙酚，即便没有使用肌松药，也能获得很好的插管条件。

七氟烷可降低潮气量、呼吸频率和每分通气量，呈剂量依赖方式，同时还受手术疼痛刺激的影响。七氟烷的心肌抑制作用较氟烷、异氟烷和地氟烷小，心律失常也很少见，患儿可出现轻度的血压下降和心率增快，与氟烷相比，七氟烷较少引起先天性心脏病患儿的低血压，也较少降低紫绀型先天性心脏病患儿的氧饱和度。

吸入七氟烷绝大部分以原型从肺排除体外，少部分被体内 P_{450} 同工酶 2E1 代谢，释放无机氟化物，但七氟烷麻醉后并不会出现类似于甲氧氟烷的无机氟化物相关的肾毒性。七氟烷可被麻醉呼吸回路中的 CO_2 吸收剂钠石灰和钡石灰降解，钡石灰降解七氟烷的速度较钠石灰快 4 ～ 5 倍。七氟烷主要降解产物为五氟异丙基氟甲基醚（ PIFE，复合物 A），一种潜在的肾毒性化合物。当七氟

烷与 CO_2 吸收剂接触后也会产生微量的五氟甲氧基异丙基去氧氟化醚（PMFE，复合物 B）。PIFE 生成量与七氟烷吸入时间呈高度相关，而与吸入浓度的相关性较弱。除了 CO_2 吸收剂种类之外，CO_2 吸收剂降解七氟烷的速率还取决于诸多因素，如麻醉药量、呼出并通过吸收剂的 CO_2 量、新鲜气流量、吸收剂的温度和含水量（钡石灰较钠石灰更易生成 PIFE）。儿童 CO_2 生成量相对较少，因此生成五氟异丙基氟甲基醚的危险性低于成年人。如果需要长时间使用七氟烷，建议不要采用低流量紧闭循环。七氟烷潜在的肝毒性很低，因为七氟烷极少在肝进行生物转化，主要的代谢产物迅速被葡萄糖醛酸化，活性很低，不会转化为抗原性蛋白。临床经验提示，尽管七氟烷对肾和肝的损害极其有限，但在已有肾功能损害的病人选用七氟烷应当慎重。

3. *异氟烷* 异氟烷即多卤代甲基乙醚，是一种稳定的化合物，几乎以原型完全从肺排出，体内代谢率只有 0.2%。血气分配系数为 1.43，肺泡内浓度上升较七氟烷慢，它的刺激性气味可以引起气道反射（咳嗽、痉挛等）和分泌物增加，因此不适合做吸入诱导。异氟烷适合用做静脉或者七氟烷诱导后的麻醉维持，它对呼吸的抑制程度与七氟烷类似，但麻醉后苏醒较七氟烷慢，拔管期间喉痉挛发生率与氟烷类似。异氟烷对心率影响不大，但是由于其心肌抑制和血管扩张作用，血压下降比较明显，因此可以用来做控制性降压。异氟烷还能降低新生儿的压力反射，削弱对血压变化和低血容量的代偿反应，但是异氟烷并不增加心肌对儿茶酚胺或茶碱的敏感度。异氟烷对非去极化肌松药的协同作用较七氟烷和氟烷强，可以适当减少肌松药的用量，同时也利于神经肌接头阻滞的恢复。

4. *恩氟烷* 恩氟烷缺点较多，如恩氟烷有较强的气味，可引起屏气、喉痉挛。有研究发现，恩氟烷有诱发中枢兴奋甚至惊厥的可能，在过度通气低 CO_2 血症时，可导致小儿发生癫痫样抽搐，因此不推荐小儿使用。

5. *地氟烷* 地氟烷是一种氟化乙基醚，沸点 23℃，性质非常稳定，在体内代谢不到 0.02%。地氟烷的血 / 气分配系数低于氟烷和七氟烷，与氧化亚氮接近（前者 0. 42，后者 0. 47）。所以，这些吸入麻醉药中地氟烷起效最快。

与七氟烷相同，肺泡通气量和心排血量的变化对地氟烷的药动学影响较小，但是，右向左分流对地氟烷产生的影响却较大。地氟烷不仅摄取迅速，其消除在强效吸入麻醉药中也是最快的。

地氟烷的麻醉效力较弱，有效浓度在新生儿期最低，婴幼儿期逐渐增高，出生 6 ～ 12 个月时达峰值（9.9%），青少年期有效浓度随年龄增长而逐渐降低。与 60% N_2O 合用时地氟烷的有效浓度在儿童仅 2. 6 %，此影响与七氟烷相似。

1 个有效浓度（MAC）或者 1 个最低肺泡浓度地氟烷对心血管系统的影响类似于其他吸入麻醉药，心动过缓非常罕见。成年人应用地氟烷，如果突然增加地氟烷浓度，可以导致交感中枢异常兴奋，使心率、血压突然增高。地氟烷有刺激性气味，对呼吸道的刺激可致屏气和喉痉挛，因此不推荐用于吸入诱导，但地氟烷可以在静脉麻醉诱导或七氟烷吸入诱导后用于麻醉维持。因为其极其有限的溶解度，地氟烷麻醉苏醒是非常迅速的，为了防止其苏醒期突如其来的剧痛，可以适当提前给予镇痛药，如果伴有明显疼痛，苏醒期的躁动是比较明显的。地氟烷还能增加颅内压，这种作用强于七氟烷和异氟烷，但可以通过过度通气来减弱这种效应。地氟烷沸点较低，挥发压为664mmHg，普通蒸发罐无法提供准确的流量及浓度，它需要特殊的电子温控蒸发罐，把麻醉药液加热并恒定在一定温度，从而控制其浓度的输出。地氟烷麻醉维持需要较高的浓度，所以需要通过降低新鲜气流量来控制成本。

二、麻醉性镇痛药

麻醉性镇痛药（阿片类药物）通过存在于脑内的阿片受体起作用。依据其特征，可将阿片受体分为 δ 受体、κ 受体和 μ 受体三种。不同的激动药和拮抗药作用于这些受体可表现出阿片类药物的不同效应和不良反应。阿片类药物作为一种良好的镇痛药已广泛应用于平衡麻醉。

1. 吗啡　吗啡是良好的镇痛药，同时还具有镇静效果，是全身镇痛最满意的药物。吗啡具有很强的亲水性，不易透过血 - 脑屏障，因而静脉注射后血浆浓度与药效不一致。药动学特征符合有快速分布相和缓慢消除相的二房室模型。成年人吗啡的蛋白结合率30%～35%，新生儿18%～22%。术中患儿应用吗啡的标准剂量是0.05～0.1mg/kg静脉注射，然后按情况追加。一般认为吗啡比哌替啶更容易引起新生儿呼吸抑制，其重要因素可能是新生儿对吗啡的清除更慢、更不确定，持续输注后容易在体内蓄积。婴幼儿应用吗啡必须以缓慢的速度输注并加以严密监测。

2. 芬太尼　芬太尼是一种人工合成的强效 μ 受体激动药，作用于分布在脑干和脊髓的阿片样受体产生镇痛作用，常用于唇腭裂患儿的麻醉，其镇痛效果是吗啡的70～125倍。芬太尼起效迅速，重复给药可导致药物蓄积。由于芬太尼无组胺释放作用，不抑制心肌，因此常应用于血流动力学不稳定的患者。

由于芬太尼代谢取决于肝酶活性，儿童芬太尼的代谢呈年龄依赖性，新生儿的药物清除率为成年人的70%～80%，新生儿尤其是早产儿的代谢比大婴儿更慢。先天性心脏缺损的患儿，由于肝血流减少及细胞色素 P_{450} 活性降低，因此药物清除率降低。对法洛四联症患儿的研究显示，药物的分布容积和患儿的 PO_2 呈正相关。麻醉过程中，如果只给予芬太尼一种镇痛药，新生儿和婴幼儿需要12～15μg/kg才能抑制手术造成的心血管反应，根据情况60～90min可以追加。持续输注芬太尼后，其半衰期随输注时间的延长而迅速提高，因此大剂量使用芬太尼后应密切监测，以防芬太尼血药浓度回弹导致的呼吸抑制。婴幼儿应用芬太尼仍需警惕其导致的心动过缓和胸壁强直。芬太尼用于4个月至13岁患儿的术后镇痛，可出现镇静、眩晕、恶心、呕吐等情况。婴幼儿长期大量使用芬太尼后会产生耐受、依赖性，甚至戒断症状，表现为需要更大剂量才能达到同样的效果，停用后哭闹、发热、多动、腹胀、睡眠不佳、震颤等，必要时可换用一种阿片类药物，戒断症状可能需要静脉注射美沙酮处理。

3. *阿芬太尼* 阿芬太尼为芬太尼的衍生物，镇痛强度约为芬太尼的1/100，起效比芬太尼更快，作用持续时间更短，但呕吐发生率比其他阿片类药物更高，对心血管的影响很小。阿芬太尼血浆蛋白结合率高，约为90 %，脂溶性较芬太尼低，能被肝快速清除。不到1%的阿芬太尼以原型随尿液排出。肝疾病患者理论上可能导致药物蓄积，但是从肝、肾移植的患儿观察到，仅仅在术后的一小段时间内出现药物的清除率增加，其他药动学参数保持不变。早产儿阿芬太尼的消除半衰期明显延长且有多变性。对于大婴儿和儿童，其药动学与成年人相似。儿童推荐剂量：首剂阿芬太尼35μg/kg，然后根据情况10～15min给予10μg/kg。阿芬太尼使用过程中同样需要注意加强监护，防治其残余作用及呼吸抑制。

4. *舒芬太尼* 舒芬太尼是芬太尼的噻吩基衍生物，是镇痛作用最强的阿片类药物，镇痛强度为吗啡的1000倍，芬太尼的7～10倍，对心室功能的抑制轻。药代学特性介于芬太尼和阿芬太尼之间，消除半衰期比芬太尼短，1个月的婴儿舒芬太尼清除速率比较慢。舒芬太尼大部分在肝，小部分在肠道进行生物转化，5%的酶解产物通过肾排泄。代谢产物去甲基舒芬太尼的镇痛活性为酶解产物的1/10，其中30%以上以结合物形式随尿液和粪便排泄。成年人应用舒芬太尼出现阿片类药物有关的不良反应，如呼吸抑制、恶心、呕吐、瘙痒和尿潴留，与给药方式无关。大剂量静脉注射（＞1μg/kg），尤其是不足2岁的小儿，还可出现心动过缓或血压下降，这与舒芬太尼的迷走优势作用有关，可被阿托品逆转。与交感兴奋性药物（如泮库溴铵）合用，可轻度加快心率并升高血压。丙泊酚与舒芬太尼复合应用，具有明显的镇吐作用。

5. *瑞芬太尼* 瑞芬太尼是一种哌啶衍生物，超短效人工合成阿片类药物。市售制剂为白色冻干粉末，使用前须溶解于注射用灭菌蒸馏水或0.9%氯化钠注射液。由于制剂中所含的甘氨酸可以抑制神经传导，因此瑞芬太尼禁用于椎管内或硬膜外阻滞。瑞芬太尼对μ受体有很强的亲和力，但对κ和δ受体亲和力不高，可被纳洛酮竞争性拮抗。瑞芬太尼的镇痛强度大于阿芬太尼，其酸代谢产物瑞芬太尼酸几乎无药理学活性。瑞芬太尼作用时间短，因此，临床应用中必须采用持续输注给药，静脉负荷剂量是 0.5 ～ 2.0 μ g/kg，维持剂量 0.5 ～ 2.0 μ g/ (kg·min)，如果同时应用一种强效吸入麻醉药，维持剂量可减半。瑞芬太尼药动学有其自身的特点，消除半衰期 3 ～ 10min，剂量和持续输注时间不影响其消除半衰期。舒芬太尼代谢不依赖于肝肾功能，被非特异性酯酶水解之后作用消失。

其不良反应类似于其他阿片类镇痛药，包括心动过缓、胸壁强直、呼吸抑制、呕吐等。因为舒芬太尼作用时间很短，停药后镇痛效果迅速消失，因此建议停用后给予适量的长效镇痛药，以防急性疼痛的发生。推荐瑞芬太尼通过输注泵给药，新生儿和婴儿最好稀释到 5 μ g/ml，加强监护，防止心动过缓的发生。

三、静脉麻醉药

1. *硫喷妥钠* 又称戊硫巴比妥钠，是短效巴比妥类静脉全身麻醉药，为淡黄色粉末，可溶于水，部分溶于乙醇，不溶于乙醚等，溶点为 157 ～ 165℃。注射剂型为粉剂，通常配制成 1% ～ 2. 5% 的水溶液，即配即用。pH 约 10. 6，室温下不稳定，放置时间过长会分解，24h 后微浑浊，加热后出现沉淀。它与酸性药物及氧化剂不兼容，因此，许多抗生素、肌松药和镇痛药均不应与其混合使用。

硫喷妥钠可用于全身麻醉诱导及短小手术的基础麻醉，较少用于全身麻醉维持。用于颅脑手术中有降低颅内压作用，但已有颅压增高者慎用，有致脑缺血之可能性。麻醉诱导，成年人剂量 4 ～ 6mg/kg，10 ～ 15s 注射完毕，限量为 8mg/kg，儿童剂量 2 ～ 7mg/kg。小儿基础麻醉或作为麻醉前用药，也可经直肠保留灌肠给药，常用 5% 溶液 15 ～ 30mg/kg，用量也可达 44mg/kg。

用于麻醉诱导不良反应可出现咳嗽、喷嚏、喉痉挛、支气管痉挛等；偶有过敏性反应、溶血反应及肾衰竭的报道。其能透过胎盘屏障，如孕妇使用量大时，引起胎儿窒息。术后呕吐不多见，但嗜睡时间长。如有泄漏则导致组织坏死，误入动脉会引起动脉痉挛，解救不及时可导致指、趾端坏死，不建议肌内注射应用。新生儿诱导剂量小（ED_{50} 为 3. 4mg/kg），1 ～ 6 个月 ED_{50} 增加到 6. 5mg/kg ，6 ～ 12 个月又下降到 5. 6mg/kg，儿童期为 4 ～ 5mg/kg。因此使用中应根据小儿不同发育时期和机体状态个体化用药。硫喷妥钠影响心排血量，有心脏病变者应尽量避免使用该药。营养不良的婴幼儿因脂肪储备少，应减量（2 ～ 4mg/kg）。新生儿对该药的蛋白结合力较成年人低 10%，临床上常出现明显的宿醉效应，与硫喷妥钠的再分布有关，应慎用。另外，严重的肝、肾、甲状腺功能不全，黏液水肿、重症肌无力、艾迪生病应慎用此药。

2. *咪达唑仑* 是一种水溶性、短效苯二氮草类药物，经美国 FDA 批准同意可应用于新生儿。与同类药（如地西泮）对比具有良好的水溶性，具有稳定、注射无痛、代谢物活性低、短效、作用迅速等特点；有良好的抗焦虑、镇静、催眠、抗惊厥及中枢性肌松作用，属于镇静类静脉全麻药。

咪达唑仑主要在肝代谢，只有不到1%以原型从尿排出。经CYP_3A_4、CYP_3A_5、CYP_3A_7等代谢成为1-OH-咪达唑仑。早产儿CYP_3A_4活性较低，导致其清除率明显降低。咪达唑仑生物利用度30%～50%，大部分与血浆蛋白结合。

咪达唑仑并不是一个理想的麻醉诱导药物，但可用做术前用药、全身麻醉遗忘的辅助药以及ICU镇静。口服0. 5mg/kg咪达唑仑10～20min即可产生明显的顺行性遗忘，且最早在15min即可产生抗焦虑作用。口服咪达唑仑可用于紫绀型心脏病患儿且不影响其氧饱和度。儿科患儿按0. 2mg/kg滴鼻，并合用其他基础麻醉药，也可获得满意的麻醉诱导。另外，咪达唑仑叶可以舌下给药，舌下黏膜具有丰富的血供，药物广泛吸收且可以避免肝的首关效应，且病人更易接受。

咪达唑仑的不良反应：常见的有术后嗜睡、困倦、共济失调，甚至呼吸抑制等。也有文献报道新生儿使用咪达唑仑后发生严重的低体温。

3. 依托咪酯　为非巴比妥类镇静催眠药，短效、无镇痛作用，通过抑制GABA而产生中枢性抑制作用。可用于麻醉诱导和维持，也用于重症病人持续镇静。依托咪醋并不广泛用于婴幼儿麻醉。依托咪酯经肝代谢，仅2%以原型从尿排出。它的最大优点是对心血管功能影响很小，可以用于低血容量或心血管疾病的病人。推荐依托咪酯诱导剂量为0.3mg/kg，静脉注射，但是不能重复给药或者持续输注。

依托咪酯的不良反应：依托咪酯会导致注射痛、不自主运动、肌阵挛和喉痉挛，术后恶心呕吐常见。依托咪酯阻碍肾上腺皮质产生可的松和其他皮质激素，可引起暂时的肾上腺功能不全而出现水盐失衡、低血压，甚至休克。术后或危重病人应用此药需补充肾皮质激素。癫痫病人及肝肾功能严重不全者禁用，免疫抑制、脓毒血症及进行器官移植的病人禁用或慎用。

4. 异丙酚　是溶于10%豆油、2. 25%甘油或12%纯化卵磷脂中的一种烷基酚。易于透过血-脑屏障，起效迅速。

临床广泛应用于全身麻醉及ICU患者镇静，随着对该药认识的增加，应用范围也逐步扩大。其作用机制主要是通过激活γ-氨基丁酸（GABA）受体-氯离子复合物，常规剂量时增加氯离子传导，大剂量时使GABA受体脱敏，从而抑制中枢神经系统。同时，丙泊酚可引起周围血管扩张、血压下降、心率增快，并且抑制患者对二氧化碳的通气反应，使潮气量减少，呼吸频率增加，甚至发生呼吸暂停。丙泊酚在成人和儿童具有稳态分布容积大、消除半衰期短和快速清除的特点。丙泊酚用药后 88% 经尿分泌，2% 经粪便排泄，其余与 1-4- 葡萄糖醛酸和 4- 硫酸化合物形成结合物分泌。肝、肾功能损害不改变丙泊酚的药代学，清除率超过肝血流，提示并证实肝外部位（如肌肉）也对丙泊酚有清除作用。 总的来说，按千克体重计算时，婴幼儿中央室容积比 3 岁以上小儿中央室容积大 30%～ 80%，至少为成年人 2 倍；系统清除率比 3 岁以上小儿高 20%～ 55%。因此，婴幼儿麻醉诱导和维持需要较大剂量的丙泊酚，10—15 岁儿童 1.5mg/kg 足以入睡，3—9 岁儿童则需要 2.5mg/kg。

丙泊酚在儿童使用过程中也有某些局限性甚或产生不良后果，主要包括：①注射痛最常见，可能与酚类直接刺激或诱发的炎性因子有关，使用前给予小剂量利多卡因可有效避免；②药动学、药效学个体间变异性较大（可预测性降低）；③需要复杂的给药系统，尤其是计算机辅助给药时更是如此；④难于实时监测血药浓度；⑤儿童高剂量长时间使用时，停药后血浆浓度下降 50% 所需要的时间轻度延长；⑥最令人担忧的是丙泊酚输注综合征（PRIS）。 一般认为输注综合征是一组发生于长时间、大剂量输注丙泊酚后出现的罕见而致命的临床综合征，以高脂血症、横纹肌溶解、严重的代谢性酸中毒、肾衰竭和严重的心力衰竭等为主要临床特征。常见于伴有急性神经系统疾病、并发生严重感染，甚至败血症的急性炎症性疾病患者，而且除了见于使用丙泊酚外，还常见于同时使用儿茶酚胺及糖皮质激素的患者。目前尚缺乏输注综合征特异性治疗手段，必须对因治疗和停用丙泊酚，血液净化可能是唯一的治疗措施。有报道 1 例 2 岁输注综合征患者血液滤过治疗后获得痊愈，其丙二酰肉毒碱和 C5 酰基肉毒碱浓度均在血液滤过后降至正常。目前多数学者认为，鉴于输注综合征的严重危害性，尤其是伴有急性神经性和炎症性疾病的患者，应尽量避免长时间大剂量［＞ 48h，＞ 5mg/（kg • h）］使用丙泊酚镇静。这些患者应考虑使用其他镇静药，如必须使用丙泊酚，应严密监测肌肉溶解的相关指标；如临床需同时使用丙泊酚、儿茶酚胺和糖皮质激素，应严密监测血清肌酸激酶、乳酸性酸中毒、肌钙蛋白和肌球蛋白浓度。因为输注综合征，丙泊酚长链脂肪乳不推荐用于 3 岁以下婴幼儿，但丙泊酚中、长链脂肪乳的问世使 1 个月以上婴幼儿麻醉多了一种可选择药物。而且，无论是长链或中、长链脂肪乳，迄今尚未见临床麻醉（短时间使用）发生输注综合征的报道。

5. 氯胺酮　是消旋非巴比妥酸盐的亚胺环己酮的衍生物，白色结晶粉末，具轻微特殊气味，1. 15mg 盐酸氯胺酮相当于 1mg 纯氯胺酮碱。氯胺酮可在间脑水平阻断传入冲动并阻断大脑皮质和网状结构的联络通路，产边缘系统和大脑皮质的分离状态。氯胺酮常有癫痫样活动的脑电图表现，尤其在边缘系统和皮质，但无临床癫痫样表现。氯胺酮麻醉可产生镇痛效应而病人仍然睁眼（意识与环境分离的部分表象），但许多反射仍然存在。咽反射、喉反射和肌肉紧张性仍然保存。按体重来计算，阻断全身性活动的剂量＜ 6 个月婴儿是＞ 6 岁儿童的 4 倍。

氯胺酮经肝代谢，其主要代谢产物为去甲氯胺酮，具有 30% 的氯胺酮活性，用于年龄小于 3 个月的婴幼儿，分布容积与年长儿童相似，但消除半衰期延长。年幼婴儿清除率减少的原因可能与代谢降低和肾清除力减少有关。

氯胺酮麻醉的特征之一是能够很好维持血压和呼吸，但婴幼儿大剂量使用易出现呼吸抑制和呼吸暂停，婴幼儿也可见到伴有角弓反张的全身伸肌痉挛。小儿心导管检查术中使用氯胺酮麻醉，可引起先天性心脏病儿童肺动脉压力的急性增加。研究证实，肺动脉压增加多与呼吸有关，维持充分的气道和通气，肺血管阻力并无明显改变。氯胺酮同时增加心率和平均动脉压，对健康受试者的研究发现，氯胺酮可增加心排血量但外周阻力基本保持不变，通常认为这种心血管效应是通过肾上腺素途径介导的，但氯胺酮偶尔能产生不同寻常的低血压。氯胺酮能导致分泌物增加、恶心、呕吐、眼压增高、眼球震颤等，幻觉和噩梦多见于青壮年。目前尚未见氯胺酮导致肝肾功能损害的报道。

用于麻醉诱导时，可经静脉给药 1 ～ 2mg/kg 缓慢注入（＞ 60s），继而以 10 ～ 30 μ g/（kg • min）的速度连续静脉滴注或经输液泵输入用于麻醉维持。基础麻醉，肌内注射剂量是 5 ～ 7mg/kg。使用中应注意个体差异对药效的影响。一次最大限用量，静脉注射为 4. 5 mg/kg，肌内注射量 13mg/kg 麻醉前应使用阿托品或其他合适的抗毒蕈碱类药物及苯二氮䓬类药物。

6. *右美托咪定*　是一种高选择性 α_2 受体激动药，2009 年美国药品与食品管理局批准可用于成年人全身麻醉患者气管插管和机械通气时的镇静，是目前唯一兼具镇静与镇痛双重功能的药物。目前右美托咪定已在成年人各科室广泛应用。右美托咪定在儿童中应用尚处于试验阶段，药物说明书出于法律及免责方面的考虑，指出不用于未成年人。

右美托咪定大部分临床研究采用静脉给药，但仍有肌内注射、口服或滴鼻等给药途径的研究。临床中最常用的方法为经静脉给药。因右美托咪定快速静脉推注可产生血压骤升、心率骤降等不良反应，故不推荐右美托咪定静推方法给药。静脉泵入给药方式分为三种：负荷剂量＋维持剂量静脉给药、维持剂量静脉给药、单次静脉给药。无论是单次给药还是负荷剂量，给药时间均需在 10min 以上，以避免发生严重心血管不良反应。最常用的静脉给药方法是负荷剂量＋维持剂量，广泛应用于围术期、重症监护室及辅助检查中的镇静、镇痛。临床中常用右美托咪定负荷剂量为 1 ～ 2 μ g/kg（10 ～ 30min）＋维持剂量

0.2 ～ 0.7μg/(kg·h)。采用维持剂量静脉给药的方法常用于术中、术后或机械通气患儿的镇静镇痛。

徐颖怡等对全麻下行唇腭裂修补术的患儿于手术结束前 1h 加入右美托咪定静脉泵入，得出结论：0.75μg/(kg·h) 静脉泵入右美托咪定可减少术后苏醒期躁动及镇静镇痛药物不良反应的发生，但苏醒时间较其他剂量组 [0.25μg/(kg·h)、0.5μg/(kg·h)、1.0μg/(kg·h)] 和空白对照组延长；若右美托咪定泵速为 1μg/(kg·h) 则不增加苏醒时间，但心动过缓等不良反应发生率较高。Mizrak 等在扁桃体切除术的患儿术前单次静脉给予右美托咪定 1μg/(kg·10min) 较空白对照组术后躁动发生减少、术中镇痛药物用量减少。

口服右美托咪定的生物利用度仅 15%，故临床应用不广泛。口腔含服即药物通过口腔黏膜吸收，吸收途径不同于口服。Anttila 等发现健康志愿者右美托咪定经口腔黏膜吸收后生物利用度可达 82%，远高于口服。Schmidt 等比较术前含服右美托咪定 1μg/kg 与口服咪达唑仑 0.5mg/kg、口服可乐定 4μg/kg 镇痛效果，发现右美托咪定能减少术后疼痛不适。儿童术前焦虑发生率较高，因此术前需使用一定镇静药物保持安静。常用的镇静药物如咪达唑仑有一定的呼吸抑制作用，水合氯醛用量过大可能导致发生致死性心律失常，苯巴比妥等起效较慢，右美托咪定是一个新的选择。因右美托咪定经黏膜吸收生物利用度高于口服，且婴幼儿口腔含服不易操作，为达到快速的抗焦虑的效果，采用滴鼻的方法使右美托咪定经鼻腔黏膜吸收是更好的选择。综合 Yuen、Ozcengiz 等术前使用右美托咪定的研究认为，右美托咪定口服或滴鼻均有一定镇静镇痛效果。其中经鼻给药 0.5 ～ 2μg/kg 的镇静效果优于口服给药，镇静效果与口服咪达唑仑相当，术后躁动发生率较使用咪达唑仑的患儿降低，术后阿片类药物用量减少。但针对以上几种给药方式，右美托咪定的合适使用剂量目前尚未有明确定论。

四、骨骼肌松弛药

（一）概述

1. *神经肌肉功能监测*　神经肌肉功能监测的作用在于判断神经肌肉的阻滞情况，小儿往往不愿配合临床测量肌力，因此神经肌肉功能的监测显得尤为重要。目前，监测神经肌肉功能最好的方法是通过神经刺激器刺激外周运动神经，监测刺激诱发骨骼肌兴奋所产生的肌电或肌收缩力。根据肌收缩效应评定肌松药作用的强度、时效及阻滞性质。目的是指导围术期肌松药的科学合理使用，减少肌松药的不良反应和及时正确地使用肌松药的拮抗药、逆转残余肌松作用等。神经刺激器是一个脉冲发生器，刺激神经的基本脉冲波形是单相的矩形波，其波宽为 0. 2 ～ 0. 3ms，刺激器是恒流输出，强度范围 0 ～ 60mA。矩形波以不同频率及方式组合就构成不同的刺激类型。临床上常用的刺激类型有单次刺激（SS）、4 个成串刺激（TOF）、强直刺激（TS）、强直刺激后单刺激肌颤搐计数（PTC）。不同类型的刺激有各自的特点和优缺点，监测时要根据临床监测的目的，选择合适的神经刺激类型。

（1）单次刺激（SS）：常用的单次刺激频率有 0. 1 Hz 和 1. 0Hz。当频率超过 0.15Hz 时，肌收缩效应逐渐降低并维持在一个较低水平。1. 0Hz 的单刺激仅用于监测开始时，目的是确定最大刺激强度。0. 1Hz 单刺激用于术中连续监测，监测肌松药的起效、强度、时效与恢复。用单刺激监测要求在用药前确定对照值。在术中要保持刺激条件不变，否则所测结果就难以与对照值相比较。此外，肌颤搐高度即使恢复到对照值水平，仍有可能有残余肌松作用。

（2）4 个成串刺激（TOF）：是由 4 个一组频率为 2Hz、波宽为 0. 2 ～ 0. 3ms 的矩形波组成的成串刺激，连续刺激时串间距 10 ～ 12s，4 个成串刺激引起 4 个肌颤搐，分别为 T_1、T_2、T_3 和 T_4。衰减的大小以第 4 个肌颤搐与第 1 个肌颤搐的比值（TOFR）表示，即 $TOFR=T_4/T_1$，神经肌肉兴奋传递功能正常时 4 个肌颤搐的幅度相等。即 T_4/T_1 接近 1.0，但当部分非去极化阻滞时，肌颤搐出现衰减，这时 $T_4/T_1 < 1.0$。去极化阻滞不引起衰减，当肌颤搐被抑制时，T_4/T_1 比值始终＞ 0. 9 或接近 1.0，当持续应用去极化肌松药时，其阻滞性质渐由典型的去极化阻滞演变成Ⅱ相阻滞，T_4/T_1 逐渐变小，当 $T_4/T_1 < 0.70$ 时提示阻滞已可能转变成Ⅱ相阻滞；当 $T_4/T_1 \leqslant 0.5$ 时阻滞已肯定转变为Ⅱ相阻滞。TOF 的 4 个肌颤搐变化可以反映非去极化肌松药的阻滞程度。当非去极化肌松药的阻滞程度增强时，T_4/T_1 比值逐渐变小，直至 T_4 完全消失，随着阻滞进一步加深，T_3、T_2、T_1 也依次消失，T_4 的消失约相当于单次刺激肌颤搐抑制 75%，T_3、T_2 和 T_1 的消失，分别对应于单刺激时肌颤搐抑制 80%、90% 和 100 %。非去极化肌松药的作用消退时，4 个成串刺激的肌颤搐按 T_1 到 T_4 的先后顺序恢复，当 4 个肌颤搐均出现时，约相当于单刺激时肌颤搐的 25% 恢复。早产儿和刚出生的婴儿神经肌肉连接发育尚不完全，如妊娠时间少于 32 周的早产儿，4 个成串刺激值（83%±2%）低于较成熟新生儿。＜ 1 个月的婴儿，T_4 的高度约为 95 %。出生 1 个月后，该数值的升高可能意味着肌肉神经连接点的成熟。

（3）强直刺激：把连续刺激频率提高到 20Hz 以上，肌颤搐就会融合在一起形成强直收缩。部分非去极化阻滞时，强直收缩的肌力不能维持，呈逐渐衰减的态势。强直刺激后短时间内给予单次刺激，肌颤搐则发生增强即所谓的易化现象，强直刺激引起的衰减及其后续的易化现象可以用来判断肌松药阻滞的性质和阻滞程度。部分非去极化阻滞有强直收缩衰减及强直收缩后易化的现象；而部分去极化阻滞则无强直刺激衰减和强直刺激后易化现象。连续用 50Hz 刺激 5s，如果肌力能很好维持，说明神经肌肉阻滞已恢复。典型的去极化阻滞不会出现衰减显现，但当反复或持续使用去极化肌松药后，阻滞性质会转化成双向阻滞，此时给予强直刺激则可观察到衰减现象。用不同频率的强直刺激观察肌肉收缩有无衰减，对估计有多少受体已恢复正常功能具有指导意义。尽管刺激频率高，监测的效果好，但强直刺激的频率越高，刺激持续时间越长，引起的疼痛也就越强，因此不适合用于清醒患儿。提高强直刺激频率和延长持续时间，神经肌肉兴奋传导的不应期也会延长，因此临床常用的强直刺激频率不超过 50Hz。婴儿和儿童氟烷麻醉期，频率 20Hz 和 50Hz 的强直刺激持续 5s 时分别发生 5% 和 9% 的衰减，小婴儿持续 15s 的强直刺激，颤搐的反应高度降低 50%，早产儿降低更明显。小婴儿对短时间的强直刺激肌肉收缩可维持，但与幼儿相比，小婴儿对持续刺激更易出现疲劳。

(4)强直刺激后单次刺激肌颤搐计数(PTC)：在非去极化肌松药的无反应期，由于非去极化肌松药的阻滞较深，肌肉对单刺激和 4 个成串刺激均没有反应，如果此时要进一步了解阻滞程度，可用强直刺激后单次刺激肌颤搐计数。PTC 的操作步骤：以 50 Hz 的强直刺激持续刺激 5s，间隔 3s 后接着以 1 Hz 的连续单次刺激，观察单次刺激出现的肌颤搐次数。如果阻滞程度非常深，肌肉可对强直刺激和 PTC 均无反应。在阻滞消退过程中，PTC 的出现早于单次刺激和 4 个成串刺激。PTC 出现后可以大致估计单刺激与 4 个成串刺激反应恢复的时间，这一时间与肌松药的种类有关，不同的肌松药其恢复时间不同。随着神经肌肉阻滞的恢复，PTC 反应次数逐渐增加，一般 PTC 恢复到 10（6 ～ 16）次左右，TOF 的 T_1 肌颤搐也开始恢复。

2. *骨骼肌松弛药*　也称 N_M 受体阻断药，能作用于神经肌肉接头后膜的 N_M 受体，产生肌肉松弛的作用。根据其作用机制不同，可分为去极化和非去极化两类。

骨骼肌松弛药广泛用于唇腭裂麻醉，这类药物小儿的代谢不同于成年人，小儿的神经肌肉接头储备较成年人少，高频刺激有衰减，对非去极化肌松药敏感。但事实上，药物达到相同的阻滞效果，小儿和成年人所需的剂量按体重计算是相同的，这一现象可能和小儿较大的分布容积和特定的血浆浓度有关系。

（二）常用骨骼肌松弛药

1. *去极化骨骼肌松弛药*　只有一种，氯化琥珀胆碱，也称司可林，由琥珀酸和两个分子的胆碱组成，其起效和作用消退比任何一种肌松药都要快。起效时间1～1.5min，2min达到高峰，持续时间5～8min。肌肉松弛作用从颈部开始，然后向下至肩胛、腹部和四肢。肌肉松弛作用以颈部和四肢肌肉最明显，面、舌、咽喉和咀嚼肌次之。琥珀胆碱进入体内后被血液和肝脏中的假性胆碱酯酶迅速水解为琥珀酰单胆碱，肌肉松弛作用明显减弱，然后进一步水解为琥珀酸和胆碱，作用消失。约2%药物以原形经肾排泄，其余代谢产物从尿液排出。

相对来说，小儿琥珀胆碱的用量比成年人要大，这是因为琥珀胆碱的分布要经过相对较大的细胞外液室。琥珀胆碱可产生两种不同类型的阻滞，Ⅰ相和Ⅱ相阻滞。Ⅰ相阻滞，琥珀胆碱和乙酰胆碱受体结合，和乙酚胆碱一样能导致膜上离子通道开放，结合后受体构型发生改变，膜的持续去极化阻断了正常神经肌肉兴奋的传导，从而产生肌肉松弛作用。部分小儿在连续应用琥珀胆碱时可出现快速耐受现象，表现为通道的持续开放，受体开始不敏感，琥珀胆碱开始表现为非去极化阻滞的特性，这就是脱敏感阻滞或称为Ⅱ相阻滞。小儿快速耐受通常发生于应用约3mg/kg琥珀胆碱之后，而Ⅱ相阻滞出现在应用4mg/kg之后。

婴幼儿和儿童，静脉注射琥珀胆碱之后有时会发生心动过缓，可用阿托品预防。对小儿而言，琥珀胆碱所致的肌肉收缩和肌肉疼痛较成年人少，但肌球蛋白尿、肌红蛋白尿较成年人多。可以提前应用少量非去极化肌松药来预防上述肌肉疼痛。有肌病的患儿（包括肌营养不良）可发生严重的横纹肌溶解和高钾血症，应当采取重视。有文献报道，琥珀胆碱+氟烷诱导的患儿有1%发生咬肌痉挛，但琥珀胆碱+硫喷妥钠诱导确极少出现，倘若琥珀胆碱+硫喷妥钠诱导后出现咬肌痉挛，通常认为是发生恶性高热之征兆。另外，琥珀胆碱使用过程中仍需注意眼内压升高、高钾血症等不良反应。

2. 非去极化骨骼肌松弛药　本类药物多为天然生物碱及其类似物，可分为苄异喹啉类（主要有筒箭毒碱、阿曲库铵、米库氯铵、多库氯铵等）和甾类（维库溴铵、罗库溴铵、泮库溴铵等）。非去极化肌松药通过阻滞乙酰胆碱与运动终板上的乙酰胆碱受体结合而使骨骼肌松弛。抗胆碱酯酶药可拮抗其肌肉松弛作用，过量可用适量的新斯的明解救。神经肌肉传递具有很大的安全度，要70%～85%的乙酰胆碱受体被阻滞，才能使对运动神经强刺激的反应降低。膈肌的安全度更大，当外周肌颤搐受抑制时，膈肌的未结合受体仍是外周肌的两倍。所以即使90%受体被占据，膈肌的运动功能仍然存在，其麻痹总是晚于上呼吸道肌及手部肌肉。

非去极化肌松药的代谢主要有四种途径：肾排泄，肝的摄取、储存和排泄，生物转化（包括霍夫曼消除）和组织结合。不同非去极化骨骼肌松弛药的代谢方式各不相同。阿曲库铵及顺式阿曲库铵主要通过霍夫曼消除和非特异酯酶代谢。血浆胆碱酯酶与米库氯铵的代谢密切相关。研究证明肝脏的生物降解与甾类肌松药的代谢相关，如维库溴铵主要经过肝代谢，小部分（20% ～ 30%）泮库溴铵经过肝代谢。肌松药的选择必须考虑它的起效时间、持续时间、不良反应和消除方式，另外病人年龄和病理状况对肌松药的药效也会产生影响。非去极化肌松药的不良反应主要表现在心血管系统，与组胺释放、神经节阻滞和解迷走神经作用有关。心血管作用具有年龄相关性，在婴幼儿和儿童，数倍 ED_{95} 的阿曲库铵或维库溴铵很少发生心血管不良反应。唇腭裂病人手术时间均不会太长，中短效肌松药无明显的临床不良反应，安全系数相对较高，因此，笔者所在医院目前唇腭裂病人中应用较多的是中短效的非去极化肌松药如顺式阿曲库铵和维库溴铵等。

（1）阿曲库铵：是中时效非去极化肌松药，属苄异喹啉类，含 10 个异构体，现已不常用，被顺式阿曲库铵取代。阿曲库铵通过非特异酯酶代谢及霍夫曼降解清除。两条途径均易受 pH 和温度变化的影响。正常生理状态下，阿曲库铵主要通过酶解代谢，霍夫曼降解是次要途径。清除半衰期和在体内作用持续的时间并不因为肾功能的障碍而延长，在这些病人中，阿曲库铵的药代学、药效持续时间及清除速率没有明显差别。阿曲库铵的药代学在婴儿、儿童及青少年、成年人各不相同，与儿童或成年人相比，阿曲库铵在婴儿体内的容积分布更广，清除速率更快，半衰期更短。儿童单位体重所需的阿曲库铵剂量较成年人高，但肌肉松弛作用恢复却较成年人稍快。儿童及青少年应用 2 ～ 3 倍 ED_{95} 剂量（0.3 ～ 0.4mg/kg 阿曲库铵），多数可在 2min 之内进行气管插管，该剂量插管后，临床完全神经阻滞的时间为 15 ～ 30min，然后是 20min 的中度阻滞，完全恢复常需要 40 ～ 60min，麻醉维持期间，可隔 15min 给予初始剂量的 1/3。但唇腭裂手术对肌肉松弛要求不高，合用异氟烷或者七氟烷的患者往往一次诱导剂量即可满足手术需要，术中可根据具体情况适当追加。阿曲库铵没有神经节阻滞和解迷走神经作用，但它可引起组胺释放，尤其在大剂量应用或给药速度过快时，可在颈、面部观察到红晕，甚至发生支气管痉挛，虽然组胺引起的不良反应儿童少于成年人，但由于婴幼儿氧储备较低，婴幼儿唇腭裂手术过程中尤其应当注意，一旦发生支气管痉挛即可导致氧饱和度迅速下降。

（2）顺式阿曲库铵：是阿曲库铵 10 个同分异构体中的一个。其作用较阿曲库铵强 1. 5 倍，较大剂量也不会引起组胺释放，血流动力学稳定，以霍夫曼代谢和酯酶水解为主，因而已大量取代阿曲库铵。其起效相对缓慢，气管插管剂量为 0.15 ～ 0.2mg/kg，作用时间大约 35min，可以 1.5 μ g/（kg • min）泵注，或者根据具体手术情况间断追加。顺式阿曲库铵可用于肝肾功能不全的唇腭裂病人。

（3）维库溴铵：为中效肌松药，属于甾类骨骼肌松弛药。维库嗅铵大部分被肝摄取，原形通过肝胆系统排出，部分由肾排出，部分被生物转化。其 3- 羟基代谢产物有一定肌松作用。单次给维库溴铵 0.1 ～ 0.2 mg/kg 很少或不会产生 3- 羟维库溴铵。对于儿童而言，其作用时间为 35 ～ 45min。较大的分布容积和相对固定的清除率使维库溴铵在婴儿体内停留的时间较久，可达 70min 甚至更长。维库溴铵的 ED_{95}：婴幼儿为 47μg/kg，2—10 岁为 81μg/kg，青年为 55μg/kg。静脉给予 2 倍 ED_{95} 剂量的维库溴铵，从给药开始到 90% 的神经肌肉恢复的时间，婴儿、儿童和成人分别为 73min、35min 和 53min。因此，维库溴铵对于婴儿来说并不是中效肌松药，而是长效肌松药。维库溴铵无心血管效应，不释放组胺，肝、肾功能障碍可使其作用时间延长。通常，儿童的初始剂量为 100μg/kg，新生儿和婴儿的初始剂量为 70μg/kg，唇腭裂患者手术对肌肉松弛的要求不高，术中可根据情况适当追加，但须注意，婴儿的作用时间有可能会达到儿童的 2 倍甚至更长。

（4）罗库溴铵：是中效甾类肌松药，强度为维库溴铵的 1/10 ～ 1/6，神经肌肉阻滞起效的速度比维库溴铵快，且呈剂量依赖性，大剂量罗库溴铵可以缩短插管时间。通常插管剂量为 0.6mg/kg，如果进行快速顺序诱导，推荐剂量为 1.2mg/kg，但剂量越大，作用时间也就越长，1.2mg/kg 剂量作用时间大约 75min，使用时应当考虑。给予 0.6mg/kg 罗库溴铵，0.8min 和 1. 3min 内可达到 90% 与 100% 的神经肌肉阻滞，临床有效肌松时间为 21 ～ 29min，T25 和 T75 的恢复时间为 9min 和 11min，剂量为 1. 2mg/kg（3 ～ 4 倍 ED_{95}），起效时间进一步缩短。单次静脉给予 0. 6mg/kg 罗库溴铵后，产生完全的神经肌肉阻滞效应所需时间（拇内收肌阻滞）婴儿和儿童分别是 50s 和 80s。罗库溴铵血浆蛋白结合率约 30%，肝摄取和胆汁排泄是罗库溴铵的主要清除途径，肝胆清除大约 75%，肾清除大约 9%。罗库溴铵在肝功能障碍者体内的作用时间延长。婴儿罗库溴铵清除率小于儿童，而分布容积相对较大。这些与成年人比较，儿童比婴儿及成年人的血浆清除率高，分布容积小，导致体内残留时间及肌松时间显著缩短。达到相同肌松程度时，婴儿罗库溴铵血药浓度低于儿童。另外还需注意，罗库溴铵可能会导致小儿注射痛，与硫喷妥钠合用时，可使硫喷妥钠沉淀堵塞血管。

（罗　林）

第 4 章　麻醉前评估与准备

完整的麻醉是从麻醉前评估与准备开始的。在手术前对患者全身情况和重要脏器功能做出充分估计，并尽可能加以维护纠正，以选择相适应的麻醉药物、方法，并做好处理可能出现的并发症的准备，以减少围术期并发症发生率和病死率，减轻病人焦虑，并建立良好的医患关系。因此，麻醉前评估与准备是保障麻醉实施过程安全的重要环节。

第一节　术前访视与评估

术前访视是为了了解患者的全身情况，评估麻醉风险，预知潜在的并发症及处理方法，可以说术前访视的过程就是制订麻醉计划的过程，并以此最大限度地减少患者的危险。对病历的全面梳理，包括患者的一般情况、生命体征、现病史及既往史、术前检查，并进行有针对性的体格检查，以及与患者及家属充分沟通，这些都是术前访视的内容。

一、病 历 回 顾

病历包含的信息量很大，本小节将按病历的排放顺序进行梳理，这也是我们平时工作中所采用的顺序。

（一）体温单

体温单记录的内容很广泛，生命体征是其中最重要的部分，这部分内容应是体格检查的范畴，但这些信息是麻醉医师在访视病人前，建立患者资料库的最基础信息，也是麻醉访视记录单中首先要记录的内容，通常放在病历的首位。该记录单一般分三部分，即标头、点线图、数据记录表，各家医院都大同小异，以下表述以笔者所在医院记录单为蓝本。

1. 标头　记录单的标头是患者的基本信息（图 4-1），包括姓名、性别、年龄、床号、住院号等，其中最重要的是年龄。唇腭裂患者进行手术的年龄段从 3 个月至成年人，其中小儿居多，年龄再结合数据表中的体重即可判断患者大体发育情况。

四川大学华西口腔医院
体温单

姓名××× 性别女 年龄 科别唇腭裂 床号×× 入院日期2014-××-××住院病

日期	2014-2-10	11	12	13	14	15
住院天数	1	2	3	4	5	6
手术后天数						
时间	2 6 10 14 18 22	2 6 10 14 18 22	2 6 10 14 18 22	2 6 10 14 18 22	2 6 10 14 18 22	2 6 10
体温（℃）41 / 40.5 / 40						

图 4-1 体温单标头

2. 点线图　点线图记录的是患者的体温、脉搏及呼吸频率。能引起这三种生命体征异常的原因极多，就唇腭裂患者，特别是小儿来说，体温升高的最常见原因是上呼吸道感染，这直接决定了患儿能否按计划进行手术。

3. 数据记录表　数据记录表术前主要记录患者的血压、身高、体重（图 4-2）。

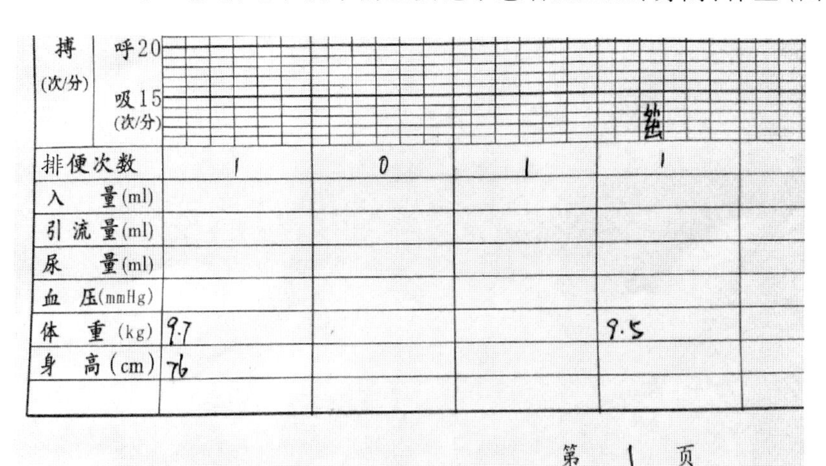

搏（次/分）	呼吸 20 / 15（次/分）				
排便次数	1	0	1	1	
入量(ml)					
引流量(ml)					
尿量(ml)					
血压(mmHg)					
体重(kg)	9.7			9.5	
身高(cm)	76				

第 1 页

图 4-2 体温单数据记录表

血压值异常，提示麻醉医师须关注患者有无心血管系统的基础疾病。在唇腭裂手术中，婴幼儿和儿童较多，术前并未对小儿血压进行常规监测，体重身高则是麻醉关注的重点。身高和体重是估计用药量和确定需液量以及围术期适当尿量的有用指标。此外，合并有其他先天畸形及唇腭裂本身可引起部分患儿发育较差，理论体重与实际体重相差较大，需根据实际体重考虑气管插管导管的大小，并进一步斟酌麻醉药物用量。

（二）现病史与既往史

1. 现病史

（1）儿童和成年人：由于唇腭裂的治疗是序贯治疗，仅手术治疗一项也非一次能完成。儿童和成年人患者的现病史关注点在于本次是否为再行手术，再次手术患者已有麻醉经历，是可供参考的信息。

（2）婴幼儿：对首次欲行手术的婴幼儿来说，现病史中有无唇腭裂引起的吮吸困难、呛奶等症状，是麻醉医师的关注重点。吮吸困难导致患者进食不佳，会引起发育不良、体格差，麻醉药物的使用量需考虑；呛奶易致误吸性肺炎、上呼吸道感染，患儿气道处于高反应状态，增加了插管拔管的难度。

2. 既往史　既往史对于了解患者的全身情况有极大的帮助，针对唇腭裂患者，麻醉医师主要应关注以下几点。

（1）系统回顾：心血管系统中，唇腭裂患者可能合并房间隔缺损、室间隔缺损，如腭 - 心 - 面综合征；呼吸系统中，唇腭裂患儿易患上呼吸道感染，也可能合并上呼吸道梗阻，如 Robin 综合征中小颌畸形与舌后坠、Treacher-Collins 综合征中小颌畸形与鼻后孔狭窄；消化系统中，应注意患者有无肝疾病至肝功能异常。还有内分泌系统、神经系统、血液系统等，都需一一回顾，因并无针对唇腭裂患者的特殊点，本章节不再详述。由上可见，对系统的全面回顾有助于麻醉医师对麻醉风险的正确评估。

（2）既往麻醉手术史：患儿既往做过何种手术，用过何种麻醉药物和麻醉方法，麻醉中及麻醉后是否出现过特殊情况，有无意外、并发症和后遗症，有否药物过敏，麻醉医师对以上信息都需采集，并根据以前的麻醉经历改进本次麻醉方案。对合并房间隔缺损、室间隔缺损的患儿，应了解是否已行修补或封堵手术；对合并小颌畸形患儿，是否曾行下颌牵引术改善其上气道梗阻，这些都直接决定麻醉的安全性。

（3）过敏史：包括药物与食物。已知对蛋黄、豆油等成分过敏的患者，麻醉诱导和维持应避免使用丙泊酚。婴幼儿接触食物药物有限，家族史可供参考。

（4）家族史：对于家族成员中有不良麻醉后果的病人，麻醉医师应注意做好相应应对准备，还应特别询问有无恶性高热的家族史。

（5）个人史：长期吸烟患者，在择期手术前 2 ～ 4 周减少吸烟会降低气道高反应性和围术期肺部并发症；酒精依赖患者，麻醉药物起效时间和药物代谢时间均延长，以致麻醉诱导药物需增量，而麻醉清醒所需时间增加。

（6）患儿出生史：了解患儿是否存在早产史及呼吸暂停史。早产儿直至儿童时期，仍然易出现术后呼吸抑制，先行掌握这些疾病史对术后监护有很大帮助。

在病历中可能不会提供如此详细的既往史，有些细节可能需要麻醉医师在访视患者和家属时询问获得，全部归结于此是为了便于梳理，以免遗漏。

（三）术前检查

唇腭裂手术相对表浅，一般情况下，手术对患者的重要脏器、呼吸循环系统、内环境等影响较小。单纯唇腭裂无其他基础疾病的患者只需要术前常规检查；合并其他基础疾病和综合性唇腭裂患者需行相应的特殊检查，以明确相应重要脏器的功能。

1. 术前常规检查　术前常规检查包括心电图、胸部 X 线片和实验室检查。

（1）心电图：结合病史、体格检查可用于筛查心律失常、心肌缺血梗死、电解质异常等心血管疾病，特别对新发心律失常、评估既往心律失常病情的稳定性有重要意义。对于 5 岁以下的患儿，大部分不能配合该检查，检查结果欠缺参考价值。有心血管疾病患者需行超声心动图或 24h 动态心电图等特殊检查。40 岁以下无心血管疾病及症状的患者，心电图结果示 ST 段异常通常没有临床意义。

（2）胸部 X 线检查：主要用于排除胸肺部疾病。对于唇腭裂患儿，该检查除了可排除肺部感染还可观察气道情况。有少部分唇腭裂患儿合并气道狭窄，一般有先天异常和后天发育异常两类，病史的采集是获得该信息的主要渠道，患儿或有上气道梗阻症状或有气管插管史，对于此类需行气管插管全身麻醉的患儿，胸部 X 线检查十分重要，2 次或以上的 X 线片中同一部位出现气道狭窄，则诊断较明确，也可测量最狭窄部位的宽度，并以此为根据选择气管导管的大小（图 4-3）。

（3）实验室检查：包括三大常规、凝血功能、血生化和感染性疾病检查。作为常规检查项目，上述检查主要用于排除泌尿、消化、血液系统疾病和监测电解质。麻醉医师对血常规和生化结果更为关注：红细胞携氧、电解质维系内环境稳定、肝功能决定药物代谢等，结合既往病史可判断患者的麻醉耐受能力。唇腭裂患儿大多于 3 个月起行一期手术，其时处于生理性贫血期，血红蛋白（Hb）偏低，而白细胞（WBC）数仍处于较高的水平，并非异常。临床中，患儿 Hb >

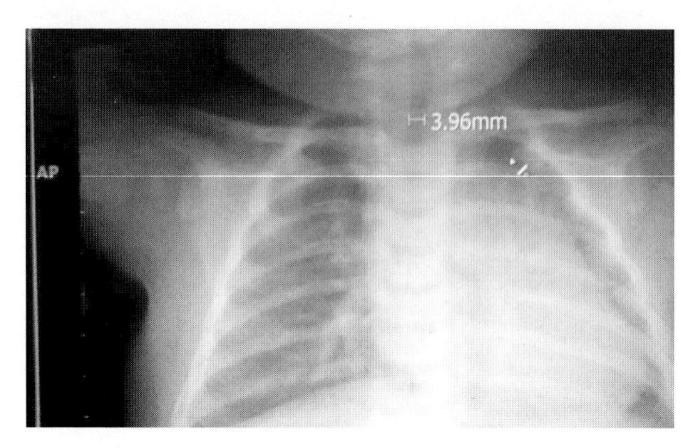

图 4-3 胸部 X 线检查见气道狭窄

100g/L 即可行手术，WBC 稍高于 12×10^{9}/L 而排除上呼吸道感染及其他感染的患儿也可行手术。

2. 特殊检查 特殊检查范围很广，针对有并发疾病的唇腭裂患者而言，主要有以下几种。

（1）超声心动图：是有合并心脏疾病的患者需行的特殊检查。心脏彩超可以观察心脏结构；观察血液在心脏中的分流反流情况，得以推断房间隔、室间隔及各个瓣膜的情形；可以测量心脏房室、缺口及瓣膜的大小；可以测算心脏左心室收缩舒张功能等，能帮助麻醉医师更准确地评估麻醉风险。

（2）24h 动态心电图：主要针对合并有频发心律失常的患者。记录 24h 的心律失常次数、种类、时间，可与患者自行记录的症状时间相对应分析。多种类、发生频繁的心律失常需经心内科医师会诊，若需要治疗，患者应先行心律失常治疗后再手术。

二、术前访视

在对病历全面梳理后，对患者的全身情况已有整体的了解，接下来就应该访视患者和家属，对患者进行有针对性的体格检查，进一步补充病史，并就麻醉计划和麻醉风险，与患者及家属充分交流。有些既往史病历中并未记录，是需要麻醉医师在访视患者及家属时询问的，如既往麻醉史、家族麻醉史、患儿出生史等的具体细节，出于记述的系统性，已归结于上一小节，本小节不再详述。

（一）体格检查

体检应当全面而有重点，特别注意气道、心、肺和神经系统的检查，对于有这些系统特殊病史的患者尤其应注意。体检至少应包括以下几项。

1. 生命体征　身高、体重、血压在体温表中已有表述。对可能存在上气道梗阻的患者，观察休息时的呼吸频率、深度和呼吸方式，以此判断气道梗阻的程度，考虑气管插管的方式。

对有心脏疾病的患儿应观察询问其活动能力，这是直观判断心脏功能的方法。

2. 头颈部　头颈部的查体主要与气管插管有关，可基本判断插管是否困难。

（1）注意张口程度、舌体的大小及能否显示咽后壁结构。注意患儿有否扁桃体肿大，特别是计划行腭裂整复术的患儿，术后因创口水肿致鼻后孔阻塞，再合并扁桃体肿大，上气道梗阻可能性大增，可建议外科医师行腭裂手术时将扁桃体一并摘除。

（2）测甲状颏的距离。

（3）记录松动牙或残牙、牙套、托牙和其他正畸牙材料。有牙槽突裂的患者，注意裂隙的大小，特别是未萌牙的患儿，可能出现喉镜片卡在裂隙处，影响插管操作（图 4-4）。

（4）注意颈椎屈曲、后伸和旋转的活动度。

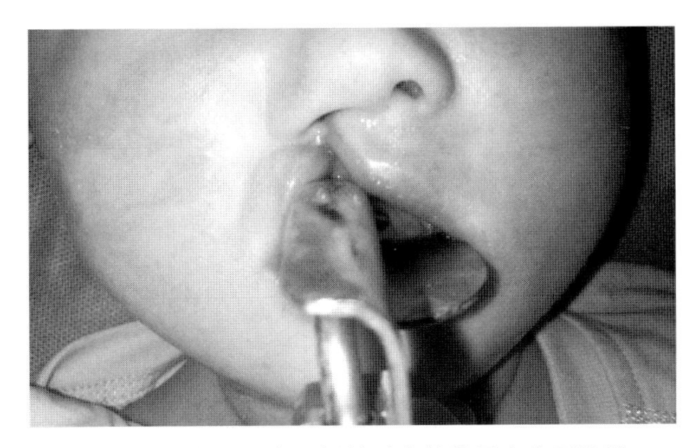

图 4-4　牙槽突裂患儿插管时喉镜片易卡在裂隙处

（5）注意气管偏移、颈部包块和颈动脉杂音。

（6）有心脏疾病的患者注意口唇的颜色。

3. 心前区　心脏听诊可显示杂音、奔马律或心包摩擦音。

4. 肺脏　听诊可显示喘鸣音、干啰音或湿啰音，观察呼吸是否顺畅和是否用辅助呼吸肌。

5. 腹部　注意腹胀、包块和腹水，因其可导致反流和限制通气。有疝气病史患儿注意疝气部位及大小（图 4-5），正压通气时可予以适当压迫。

6. 四肢　有心脏疾病患者，需注意全身末梢灌注，有无杵状指和发绀。

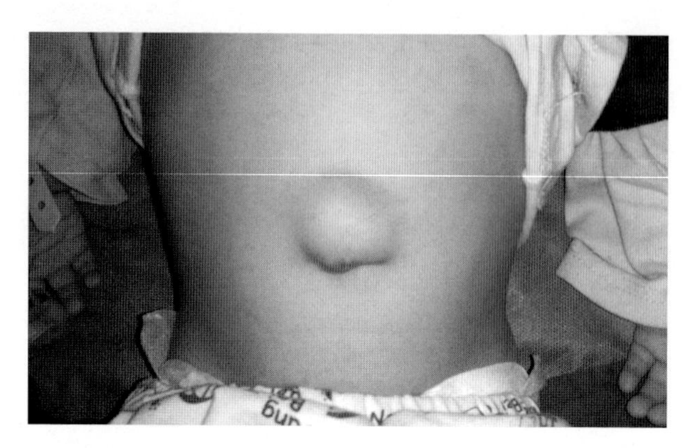

图 4-5 脐疝

7. 神经系统 记录意识状态和认知能力，极少数患者合并智力发育异常。

（二）麻醉风险的评估

通过对病史的回顾和细致的体格检查，对患者病情有了总体的印象，根据美国麻醉医师协会（ASA）标准可将术前患者分为 6 类（表 4-1）。

表 4-1 ASA 分级标准

ASA 分级	分级标准
Ⅰ级	无全身疾病的患者
Ⅱ级	有轻度全身疾病的患者
Ⅲ级	有严重全身疾病，活动受限但能代偿者
Ⅳ级	有不能代偿的全身疾病，对生命造成威胁者
Ⅴ级	濒死患者，不管手术与否都存活不过 24h
Ⅵ级	脑死亡患者，组织、器官准备捐献

唇腭裂患者 ASA 分级大都在 1 ~ 2 级，有严重系统疾病患者应以治疗严重疾病为先。

（三）麻醉前访视单

麻醉前访视记录单是对患者病史、体格检查和术前检查的提炼总结，是与麻醉相关的问题清单，能让麻醉医生快速地了解患者的情况、明确麻醉风险、拟定处理方案，需认真填写，作为医疗文书保存。各医院麻醉前访视记录单可能有所不同，但内容相差不大，常见记录单见表 4-2（以华西口腔医院为例），仅供参考。

表 4-2　华西口腔医院麻醉前访视单

姓名　　　　性别　　年龄	病区　　　　床号	住院号
术前诊断	拟施手术	
麻醉前访视记录		
血压　　mmHg　呼吸　　次 / 分	脉搏　　次 / 分　体温　　℃　体重　　kg	
系统情况（是否有合并症）	现在状况	过去或其他情况
心血管　　是□　否□	□胸痛　□心悸　□瓣膜病变　□杂音 □高血压　□心梗　□易疲劳　□气紧	
肺和呼吸　　是□　否□	□吸烟　□戒烟　□ COPD　□肺炎 □气管炎　□哮喘　□皮质激素　□ TB	
泌尿生殖　　是□　否□	□尿毒症　□血尿　□肾功不全　□月经	
内分泌　　是□　否□	□糖尿病　□甲状腺功能亢进症 / 甲状腺功能减低症 □胰岛素　□皮质激素	
吸烟、嗜酒 药物依赖　　是□　否□	□吸烟　□嗜酒　□药物成瘾	
过敏史 / 既往史　　是□　否□	□麻药过敏　□恶性高热　□插管困难	
现在用特殊用药　　是□　否□		
全身情况好　　是□　否□		
气道通畅度　　是□　否□	□张口 < 3cm　□打鼾　□颈短　□头后仰受限　□喉结高　□小下颌 □气管移位　□气管肿瘤　□肥胖	
牙齿情况	□松动　□缺失　□戴冠　□上牙　□下牙　□部分　□全部	
胸部 X 线片		
心电图		
实验室检查		
总体评估　ASA 分级　1　2　3　4　5　6	是否饱胃　是□　否□	
目前存在问题和建议：		
麻醉计划：□全身麻醉　□局部麻醉　□其他（　　　）		
麻醉前评估医师签字：	日期：　　年　　月　　日	
实施麻醉医师签字：	日期：　　年　　月　　日	

（四）麻醉同意书的签署

麻醉医师在对患者的全身情况和麻醉风险进行全面评估后，有了初步的麻醉计划，可与患者及家属签署麻醉同意书。签署麻醉同意书的过程是麻醉医师与患者及家属进一步沟通、交流的过程，可以减轻患者及家属在围术期的焦虑。

麻醉医师当告诉患者及家属麻醉的流程，包括术前禁食、禁饮时间，留置静脉通道、麻醉药给药方式、需气管插管、呼吸机接管呼吸、术后拔除气管导管，在麻醉复苏室复苏以及大概的手术时间等，有助于消除患者因对麻醉未知而产生的恐惧。并有责任告知术中与麻醉有关的危险，有助于患者及家属做出决定，通常告诉发生概率高的并发症，而不是全部并发症。对唇腭裂患者而言，主要是全身麻醉的并发症，如咽痛、声音嘶哑、恶心呕吐、牙齿损伤、药物引起的过敏和心脏功能障碍（有心脏疾病病史的患者）。

对有特殊病史及体格检查有异常的患者，在麻醉过程中需特殊处理者，麻醉医师要以患者及家属可以理解的方式，就麻醉处理方案及其备用方案以及可能发生的并发症与患者及家属进行讨论，并取得同意，如有小颌畸形的患者、有气管狭窄患儿、气道高反应性患儿等。还需告诉患者某些时候危险是不能客观解释的。

第二节　术前禁食与用药

一、术前禁食

一般情况，成年人应在手术前 1d 午夜禁食、术前 2h 禁水。婴幼儿和儿童在手术前 6h 禁牛奶、配方乳、母乳或固体食物，术前 2h 禁水。对婴幼儿和儿童，目前普遍认为，术前 2h 进清液，不会增加误吸的危险，术前短期内给予清液可减轻术前脱水和低血糖，有利于使诱导更平顺，术中更平稳。目前多数医院采用在术前 2h 嘱家属给予小儿糖水。对有活动性胃食道反流的患者，需更严格的限制。近年来美国麻醉医师协会（ASA）术前禁食、禁饮指南，见表 4-3。

表 4-3　美国麻醉医师协会术前禁食、禁饮指南

年龄段	清液（h）	母乳（h）	非人类乳 / 清淡快餐（h）	煎炸脂类食物 / 肉类（h）
婴儿	2	4	6	8
儿童	2	4	6	8
成年人	2	—	6	8

二、术前用药

术前用药是为了让患者更安全平稳地从病房过渡到手术室直至麻醉前。主要分为镇静、镇痛、抑制口腔分泌物等方面。术前应用镇静药和镇痛药的目的是为了减轻病人的焦虑，防止血管置管、实施区域麻醉或安置体位时的疼痛，有利于麻醉诱导平稳。研究已经表明，麻醉医师在进行详细的术前访视后，病人对上述药物的需求降低。目前，抑制口腔分泌物药物在术前使用已经比较少，麻醉医师会根据术中情况，在麻醉过程中选择给予。对于易发生误吸性肺炎的患者，可给予抑制呕吐的药物，有助于预防误吸。

目前多数医院唇腭裂手术不使用术前用药，婴幼儿由家属抱至手术室门口，儿童与成年患者由于详细的术前访视焦虑很少发生，都无需镇静。由于是口腔手术，分泌物增加是难免的，抗胆碱药都改为术中使用。

（林　洁）

第5章　麻醉器械的准备和管理

无论采用何种麻醉方法都应事先做好各项准备和检查，麻醉开始前应检查所有的麻醉器械、管道设备及电源，保证性能完好，避免遗漏。包括氧气、麻醉机、监测仪器、听诊器、吸引器、吸引管、喉镜、光源、管芯、通气道、面罩、不同型号气管导管等；钠石灰罐内是否装有钠石灰，该钠石灰是否有效等。麻醉药品与抢救药品准备是否充分齐全，已备好的各种药品标签是否贴牢且明确，急用时是否随手可取等。本章节内容，笔者主要阐述麻醉器械准备的相关基础知识。

第一节　手术室麻醉相关场地及设施

麻醉工作的实施成败与否，关系着患者术后生活的质量和生命的健康。常言说得好，“手术治病，麻醉保命”。对于患者来讲，接受麻醉，生命相托，生死攸关；对于麻醉医师来讲，实施麻醉，风险重重，谨小慎微。

麻醉工作的高风险性质，对手术室麻醉相关场地和设施有着很高的要求（图5-1）：①要有稳定充足的气源供应，特别是氧源供应；②安全连续的电源供应；

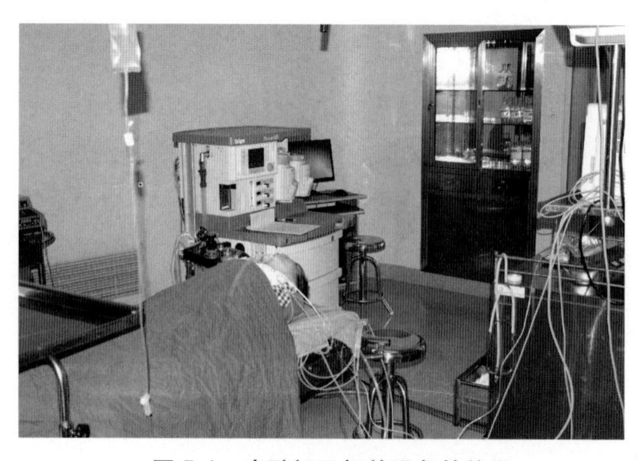

图5-1　麻醉机及相关设备的位置

③完备可用的麻醉实施设备；④多功能监护设备（血压、心率、心电图、脉搏血氧饱和度等监测）；⑤废气清除系统；⑥必要的抢救设备，如除颤仪、抢救车、简易人工呼吸器等。

此外，还应该有一个团结的麻醉团队、完善的抢救药品，婴幼儿、高龄、危重患者、复杂疑难手术应配备体温监测及保温设备。

第二节　麻醉机的准备工作

一、麻醉机简介

麻醉机是提供麻醉和呼吸支持的重要医疗设备，尤其在吸入麻醉中作用更加必不可少，麻醉机的重要性主要在于满足患者所需氧供、维持并调节吸入麻醉药及呼吸管理。这就要求麻醉机在工作状态时能够对氧气和吸入麻醉药、各种呼吸参数进行精确、稳定、可控制性的调节，以保证患者生命体征的平稳和生命安全。

随着医学科学技术的不断进步和发展，麻醉机在满足基本功能的同时，还配备了电脑控制、监测和电子设备等完善的监测报警系统。使麻醉机从机械化操作更趋向于一体化、集成化、智能化，在使用过程中，也大大降低了机械故障所致医疗事故的发生率。

一台理想的麻醉机应具备以下性能：①操作简易、便于初学工作人员迅速掌握操作要领，能够迅速查出并排除简单的机械故障；②要有符合国际标准的各种部件和麻醉通气系统，和其他麻醉相关设备及仪器应有良好的兼容性；③完善灵敏的安全装置及报警系统；④有实施麻醉的浓度精确的专用挥发罐；⑤有适于麻醉的通气管理系统；⑥患者生命体征监测调控系统；⑦麻醉废气清除系统等。

（一）分类

麻醉机的分类方法很多（表 5-1），无论如何分类，麻醉机的功能越来越多样化，一般都可以满足各种类型患者的手术麻醉需求。

表 5-1　麻醉机的常见分类方法

麻醉机分类	
按功能	（1）全能型：结构复杂，调节、监控、报警等功能齐全，有的还具有自动记录系统 （2）普及型：具备基本的和重要的部件和结构 （3）轻便型：具备麻醉机的基本功能，轻便、携带方便

（续 表）

麻醉机分类	
按流量	（1）低流量型：低流量麻醉机既可完成低流量麻醉又可完成高流量麻醉，氧气和氧化亚氮的流量最低可调至 0.02 ～ 0.03L/min （2）高流量型：氧气和氧化亚氮最低调节流量一般在 0.5L/min 以上，故只能进行较高流量麻醉
按年龄	（1）成人用麻醉机 （2）小儿用麻醉机 （3）兼用型麻醉机：成人和小儿兼用型

（二）基本结构及原理

麻醉机的主要结构包括供气设备、流量计、麻醉蒸发系统、通气系统、呼吸支持系统、监测报警系统、麻醉废气清除系统及附件等。

1. 供气设备

（1）气源：麻醉机一般有氧气、氧化亚氮及空气的管道接口，这些接口通过特制的气体输送管道与中心供气系统或者压缩气筒连接。麻醉用气一般为液化气体或压缩气体。压缩气体装在耐高压的储气筒内或由中心供气系统供给。

（2）储气筒（cylinder）：亦称气瓶或压缩气筒，是活动式的气体来源，是由能抗物理因素和化学因素影响、耐高温的全钢制成。使用最高压力一般为 15.2MPa，实际可耐受此压力的 1.5 倍左右。一般医院均有氧气、氧化亚氮、二氧化碳及空气等储气筒。储气筒要求有明确的完整标签说明，如储气体钢筒自重、耐受压力、出厂日期、复检日期、制造单位等，以保证安全使用。应有不同的口径和轴针安全装置，可防止在连接过程中出现错误；同时，在气筒出口应有压力调节器，以调整进出气筒的气体压力。使用储气筒应注意检查：有无完整标签；阀门、接头、压力表等有无油污损坏等；压力调节装置能否正常使用；储存使用过程中远离火源和有可能导电的场所，做到防震，防高温。

（3）中心供气系统（central gas supply system）：中心供气系统一般有气源、储气装置、压力调节器、输送管道及墙式减压表和流量计。多数医院均已有中心供气系统，主要是氧气，目前国内亦有较多医院设有氧气、压缩空气、氧化亚氮等中心供气系统。中心供气系统可提供连续、稳定的供气，但必须时刻保证其压力及流量充足、准确，避免意外。为防止麻醉机的管道气源接口接错气源，目前国内外临床使用的气源，一般都采用不同的接口系统，以防误接。

2. 流量计　流量计（flowmeter）亦称流量指示器，是测定流动气体流量的工具，可精确控制进入气体出口的气流。基本结构包括针栓阀、刻度玻璃管和浮标。常用的流量计有悬浮转子式和串联型流量计。打开气源后，可调节旋钮，气体通过流量管，使活动的指示浮标显示，可得知通过流量控制阀门的流量，流量管上的刻度提示气流速度。

3. *麻醉蒸发器*　在工作中，临床使用的吸入麻醉药一般条件下大多数为液态，使用前，必须转化为蒸汽。由于通常使用的挥发性吸入麻醉药的饱和蒸汽浓度远远高于临床所需的吸入麻醉药浓度，这就需要用麻醉蒸发器对饱和蒸汽进行稀释。麻醉蒸发器是一种能够有效地蒸发麻醉药液并对麻醉药按一定浓度精确地输入到麻醉呼吸回路的装置。现代的麻醉蒸发器采用了一些专门的结构，以排除温度、压力、流量等因素的影响，并精确地稀释麻醉药蒸汽的浓度。现代麻醉机一般装有 2 ～ 3 种不同吸入麻醉药的专用蒸发器，并以串联形式相连，但中间装有可防止同时开启的连锁装置。

麻醉蒸发器的基本原理：盛装液体麻醉药的蒸发室内含有饱和的麻醉药蒸汽，新鲜气体流经蒸发室上方时，一部分气流（载气）通过正路调节阀流经蒸发室携走饱和麻醉药蒸汽；另一部分气流（稀释气）直接经过旁路，两部分气流在输出口汇合，成为含有一定浓度麻醉蒸汽的气流，流出麻醉蒸发器。麻醉蒸发器的类型虽然多种多样，基本原理都是很类似的。

麻醉蒸发器是麻醉机进行麻醉功能的重要部件，它的质量好坏，直接关系到吸入麻醉的成败和患者的生命安危。在使用麻醉机前，必须认真检查蒸发器，必要时应对其输出浓度加以监测。麻醉使用时应注意：专罐专用，不可混合使用；不可斜放，防止药液进入旁路；药液量应在刻度允许范围；接口不可反接；浓度控制转盘位置有无错误，并定期校正；有无漏气现象；连锁故障等。总之，应做到安全使用，定期检修。

4. *通气系统*　麻醉通气系统（anesthesia breathing system）或称为麻醉呼吸回路（anesthesia circuit）或病人系统（patient system），是与患者相连接的联合通气装置。麻醉机由此系统向患者提供麻醉混合气体传输给患者，与此同时，患者通过此系统进行呼吸，完成气体交换。

5. *呼吸支持系统*　呼吸支持系统也称呼吸机，主要通过循环回路装置用于辅助或控制病人的呼吸，是麻醉机必须具备的设置。主要包括：呼吸器、二氧化碳吸收装置、可调式逸气开关、吸入和呼出活瓣、储气囊、螺纹管道和面罩等。其中，二氧化碳吸收装置为循环紧闭式麻醉必配装置，内装有碱石灰，可直接吸收气道回路中的二氧化碳，在吸收时发生化学反应，同时指示剂发生颜色变化。在麻醉通气过程中，若碱石灰过于干燥，可增加一氧化碳以及化合物 A [主要成分：氟甲基 -2，2- 二氟 -1-（三氟甲基）乙烯基醚] 的生成，需予以注意。

6. *监测报警系统*　除轻便简易型麻醉机外，一般均设有监测与报警装置，以提供呼吸参数与监测病人气体交换期间的通气情况，包括低氧压报警、低气道压报警等，如出现异常，报警装置予以提示。

7. 麻醉废气清除系统　麻醉气体排放可污染手术室内空气，对医护人员可产生不良影响。因此，在麻醉通气系统的末端，一般装有麻醉废气清除装置，并可通过管道排放至手术室外。手术室内空气要求卤族麻醉药浓度不高于 2×10^6（2ppm）、N_2O 浓度不超过 25×10^6（25ppm）。废气清除系统在使用时应防止发生漏气和负压太大造成的回路系统内压力的异常。处理不当，不仅会影响麻醉机的正常运转，严重时可增加患者呼吸系统风险，甚至危及生命。

8. 螺纹管、储气囊和面罩等附件　螺纹管、储气囊和面罩一般为塑料和橡胶制品，应有一定的柔韧度、抗静电、易消毒、光滑平整等特点。

二、麻醉机的术前准备

在每天的第 1 例麻醉（术前）开始之前，均应对麻醉机进行详细的、完整的、严格的安全检查工作，严防麻醉事故的发生，确保患者的安全。手术接台麻醉前亦应进行必要的安全检查。麻醉工作的意义就在于减轻甚至消除各种不良刺激，确保患者的安全。

针对麻醉机的一些共性，下面主要从氧浓度监测、低压系统漏气试验和循环回路系统等几个重要的方面简单介绍麻醉机使用前的安全检查。某些特定的麻醉机，在某些方面安全检查略有差异，可以参阅操作手册加以完善。

（一）氧浓度监测仪的校准

氧浓度监测仪的校准，能有效地对麻醉机低压系统功能进行评估。校准方法：将氧传感器置于空气中，根据麻醉机控制面板提示进行 21% 氧的校准即可。

（二）低压系统的泄露试验

患者缺氧和麻醉术中有知觉，是麻醉低压系统泄漏引起的严重后果。因此很有必要对流量控制阀至共同气体出口之间的完整性进行安全检查，这便是低压系统漏气试验检查。所有的管道接口处均有可能是漏气位置。检查时应根据一定的顺序，防止漏检的发生，下面主要介绍几种最重要的漏气试验。

1. 正压漏气试验　针对无止回阀麻醉机的低压漏气试验，其有效方法是正压漏气试验。具体做法依次为：关闭排气阀，充氧，使回路压力约为 $40cmH_2O$，观察压力能否持续至少 30s 即可。此方法操作简单，但灵敏度稍差，有少量气体泄漏时不易检出。

2. 负压漏气试验　无论麻醉机有无止回阀，此种方法均适用。具体做法：关闭麻醉主开关，或关闭所有流量控制阀，挤扁小球后接至共同出口。此时，小球现在低压系统中形成负压，并使止回阀开放，小球若能 30s 保持萎缩，说明无漏气。反之，有漏气存在。接着，逐个打开麻醉蒸发器弄懂调节旋钮，检查麻醉蒸发器的密闭性。负压漏气试验十分敏感，能检出 30ml/min 的漏气存在。

3. 回路系统试验 回路系统测试范围是由共同气体出口至 Y 形接口之间的所有部件，分为活瓣功能试验和泄漏试验该部分。取下 Y 形接头，试验者分别通过螺纹管吸气和呼气进行呼吸，验证单向活瓣的功能；进行漏气试验时，关闭排气阀，堵住 Y 形接口，快速充氧使回路内压力达 30 ～ 40cmH_2O，保持约 15s。压力不降低，表示密闭性良好。

（三）麻醉机常规检查（按步骤依次检查）

本部分内容主要依据 1994 年 FDA 推荐的麻醉机检查常规进行阐述，以供参阅。步骤如下。

1. 紧急通气装置的检查 如检查简易呼吸囊能否正常使用等，以备麻醉机不能正常工作时紧急使用，确保患者安全。

2. 高压系统检查

（1）检查氧气筒供氧装置：开启阀门，确认至少有半瓶的氧气容量，关闭阀门。

（2）检查中心供气系统的功能：有无正确连接，压力装置是否正常，有无漏气，气体压力是否在正常使用范围，一般中心供氧压力在 4kg/cm^2 左右（有些参考资料显示压力范围在 0.4 ～ 0.6MPa）。

3. 低压系统检查

（1）检查低压系统的初始状态：关闭流量控制阀，关闭蒸发器；蒸发器内药液在最高与最低水平线之间，旋紧加液帽。

（2）进行低压系统的漏气试验：麻醉机电源主开关和流量控制阀均关闭状态；将专用的负压测试与共同（新鲜）气出口处相连；重复挤压测试球，使之完全萎瘪；观察测试球维持萎瘪状态至少 10s 以上；打开蒸发器浓度钮，再次重复挤压测试球，使之完全萎瘪；观察测试球维持萎瘪状态至少 10s 以上；检查完毕，取下测试球，接好共同气体出口管。

（3）打开麻醉机的主电源开关和其他电子仪器的开关。

（4）流量表测试：将所有气体流量表开至满量程，观察标子移动是否平稳，有无损坏；有意调节输出缺氧性的 O_2/N_2 混合气，观察流量和报警系统工作是否正常。

4. 检查麻醉机的废气清除系统 确保残气清除系统与可调压力限制阀（APL）和呼吸机的释放阀准确联接无误；调整真空系统的负压（必要时）；完全开大 APL 阀，堵住 Y 形接头；减少每分钟氧流量，残气清除系统的储气囊能完全萎缩；按快速充氧钮，残气清除系统的储气囊能充分膨胀，而回路内压力＜ 10cmH_2O；检查残气清除的排气管通畅，无扭曲堵塞现象。

5. 回路系统检查

（1）氧浓度校正：进行21%氧的空气校正；试验低氧报警功能；氧传感器插入呼吸环路，进行快速充氧充盈呼吸回路，氧浓度监测仪显示＞ 90%。

（2）检查呼吸回路的初始状态：设定手动呼吸模式；呼吸回路完整无损、无梗阻现象；确认二氧化碳吸收罐无误；必要时安装其他部件，如湿化器、PEEP 阀等。

（3）进行回路系统泄漏试验：关闭全部气流；关闭 APL 阀，堵住 Y 形接头；快速充氧，回路内压力至 30cmH_2O 左右；压力维持至少 10s；打开 APL 阀，压力随之下降。

（4）检查呼吸机和单向阀：Y 形接头接上另一储气囊（模拟肺）；设定相应的呼吸机参数；设定为呼吸机模式；开启呼吸机，快速充氧，使风箱充盈；降低氧流量达最小，关闭其他气流到零；证实风箱在吸气期能输出相应潮气量，而呼气期能自动充满；将新鲜气流设定为 5L /min；证实呼吸机能使模拟肺充盈和相应放空，呼气末无过高的压力；检查单向活瓣的活动正常；呼吸回路的其他装置功能正常；关闭呼吸机开关，转换为手控呼吸模型（Bag/APL）；手控球囊，模拟肺张缩正常，阻力和顺应性无异常；移去 Y 形头上的球囊。

6. 检查监测仪　检查各种监测仪，设定报警的上下限，包括二氧化碳、氧饱和度、氧浓度分析、呼吸容量监测、气道压力监测。

7. 检查后麻醉机的最终状态　蒸发器置于关闭；APL 活瓣开放；呼吸模式置于手控模式；所有流量表为零（或达最小）；病人负压系统水平合适；病人回路系统准备妥当，随时可用。

第三节　监护监测设备准备

随着电子计算机技术在医学领域的广泛应用及临床监测技术的进步，用于临床麻醉的监测手段也越来越多。当然，最好的监测设备也不能代替麻醉医师自身的作用。麻醉手术期间病人的安全，主要取决于麻醉医师全神贯注地观察和及时有效的处理。

一、围麻醉期基本监测标准

1. 循环监测　持续心电波形显示，动态监测心率血压；根据需要进行直接动脉压、中心静脉压、肺动脉压等有创血流动力学监测。

2. 氧合监测　观察皮肤、黏膜的颜色和切口出血的颜色可判断氧合情况；脉搏血氧饱和度仪监测，能提早发现低氧血症。

3. 呼吸监测　应观察病人胸廓起伏和呼吸囊的活动度，间断听诊器监听呼吸音，以保障病人通气适度与判断有无分泌物；还应密切观察机械通气时的气道压力、潮气量、通气频率、分钟通气量、呼吸波形；呼气末二氧化碳监测。

4. 肌松监测　原始、简单而且现在仍普遍使用的肌松监测是采用周围神经刺激器来指导麻醉中肌松药的使用以及术后肌松的拮抗，其中以 4 个成串刺激最常用。

5. 体温监测　根据需要进行不同部位体温的监测，鼻咽或鼓膜温度可间接反映脑组织的温度；食管内测温探头离心脏大血管位置近，可反映中心温度；直肠温度可反映身体内部，尤其是下半身的内部的温度。

应强调的是任何仪器都是靠人来具体使用操作，再先进的仪器也会有误差，功能失灵；监测指标出现异常是由麻醉医师来判断其临床意义，是否需要处理。因此，所有麻醉医师均应系统地接受麻醉学和复苏急救的培训，熟悉所使用仪器设备的基本性能和操作使用方法。没有监测手段，麻醉安全难以得到保障。

二、各系统监测设备及准备

（一）循环功能监测

1. 心电监护仪功能简介　心电监护仪是最常见的循环监测设备，包括心电图、脉搏、血压等常规监测项目。

心电图监测的意义在于及时发现麻醉期间可能发生的各种心律失常和心肌缺血，以便麻醉医师能及时有效地采取处理措施，防止严重事件的发生。但是，心电图不能反映心排血功能和血流动力学的改变。心电图常用的导联有标准Ⅱ导联和胸导联 V_5，标准Ⅱ导联的 P 波最明显，利于发现和鉴别心律失常的发生；胸导联 V_5 主要监测 ST 段，利于监测有无心肌缺血的发生。在进行心电图监测时，电极片正确位置一般为：右上（RA），胸骨右缘锁骨中线第一肋间；右下（RL），右锁骨中线剑突水平处；中间（C），胸骨左缘第 4 肋间；左上（LA），胸骨左缘锁骨中线第一肋间；左下（LL），左锁骨中线剑突水平处。一般情况下，连接 RA、LA、LL 三个导联即可。

脉搏的监测最简单的方法就是将手指放于表浅动脉，通过动脉的搏动来了解脉搏的频率、强度和节律。随着多功能监护仪的普及，目前多通过指脉搏血氧仪、心电监护仪来监测脉搏的频率、强弱和节律。

血压的监测分为直接法（有创血压）和间接法（无创血压）两种。直接法是把动脉穿刺针直入动脉内通过压力连接管直接测量动脉血压。这种方法可以连续显示每一瞬间动脉压力的变化，比间接法准确。但是对血管进行穿刺可能会发生动脉栓塞等并发症。间接法麻醉期间多采用电子血压计来测量，此法操作简便、省时省力、可随意调节测量时间间隔，一般的心电监护仪都具备这种监测功能。间接法所测血压数值易受干扰测量所需时间也较长。

2. 心电监护仪的正确连接　心电监护仪的大致操作步骤如下。

（1）检查监护仪外表有无污损，检查线路有无破坏。

（2）连接心电监护仪电源。

（3）打开显示屏主开关。

（4）根据病人情况选择合适的工作模式、测量间隔及报警限度等设置。

（5）取出心电导联线，将导联线的插头凸面对准主机前面板上的“心电”孔的凹槽，插入即可。同时将心电导联线带有 5 个电极头的另一端贴上电极片与被测人体进行连接。

（6）袖带展开后应缠绕在病人肘关节上 1 ～ 2cm 处，松紧程度应以能够插入 1 ～ 2 指为宜。过松可能会导致测压偏高；过紧可能会导致测压偏低，同时会使病人不舒适，影响病人手臂血压恢复。袖带的导管应放在肱动脉处，且导管应在中指的延长线上（测压手臂不应进行静脉滴注或有恶性创伤，否则会造成血液回流或伤口出血）。

（7）氧饱和度探头连接。

（8）在麻醉记录单上记录术前患者参数，并询问患者有无不良感受，准备手术。

3. 心电监护时的注意事项　血压监测分为自动监测和手动监测。手动监测是随时使用随时启动“START”键；自动监测时可定时，人工设置周期，机器可自动按设定时间监测。选择合适的袖带及模式设置。袖带上的标记对准肱动脉，松紧适宜，以可插入两横指为宜。袖带应于心脏（右心房）水平并外展 45°，患者手臂移动、发抖、频繁测量血压时测量会出现误差。血氧饱和度的连线应该放在手掌上侧，剪短手指甲，手指甲勿涂油。手不可频繁的移动。测量血氧饱和度与测血压一般不在同侧测量。

（二）呼吸功能监测

呼吸功能监测的主要项目有呼吸频率、潮气量、每分通气量、气道压力、峰值压、吸呼比、吸入氧浓度、脉搏氧饱和度和呼末二氧化碳分压等。下面主要对两种最常规的监测项目做简单介绍。

1. 脉搏氧饱和度（pulse oxygen saturation，SpO_2）　脉搏氧饱和度的监测

已经成为麻醉手术中最常规的监测项目，直接可以在心电监护仪上输出显示结果，简单、便捷，具有敏度高的特点。脉搏氧饱和度和动脉血氧分压具有良好的相关性，脉搏氧饱和度监测可反映出组织氧合功能和循环功能的改变，如当动脉血氧分压为 80mmHg 时，脉搏氧饱和度约为 95%，当动脉血氧分压降至 58mmHg 时，脉搏氧饱和度约为 90%，肺通气功能受到影响时，低温、组织缺氧、严重低血压、休克等，脉搏氧饱和度值均下降，患者就会出现低氧血症。

2. 呼气末二氧化碳分压（pressure of end-tidal carbon dioxide，$P_{ET}CO_2$） 由于二氧化碳的弥散功能很强，极易从肺泡毛细血管进入肺泡，使肺泡内和动脉血的二氧化碳浓度很快达到平衡状态，一般无明显呼吸系统疾病的情况下，可以认为 $P_{ET}CO_2$ 基本上等于动脉二氧化碳分压。$P_{ET}CO_2$ 一般范围为 33 ～ 40mmHg，$P_{ET}CO_2$ 结果可以通过心电监护仪显示。麻醉中应常规监测血液氧和二氧化碳，最好用连续的方法进行监测。SPO_2、$P_{ET}CO_2$ 现已成为临床麻醉常用的无创监测方法。

（三）其他特殊监测

除具备常规的呼吸循环系统监测外，由于唇腭裂患者幼儿比例较高，可根据手术的大小、术者的技术、患者的营养状况以及术前合并症等相关问题，在条件许可的情况下，进行必要的有针对性的其他监测手段。

1. 肌松监测 对肌松药药效、药动学监测的直接目的就是科学合理的使用肌松药，最大限度的减少不良反应的发生，特别是婴幼儿手术和口腔唇腭裂患儿的手术中，通过手术患儿的气道通气功能在一定程度上会受到影响，而肌松药的残留可能加重患者（患儿）缺氧，诱发术后相关并发症。

肌松监测的主要手段就是借助于肌松监测仪，它可以根据电刺激引起的肌肉收缩特点评价肌松药作用程度、时效与阻滞性质。经验丰富的麻醉医师亦可要求患者如抬头、握力、睁眼、伸舌，以及通过观察患者的呼吸运动判断肌松药的作用情况，但这种方法易受患者年龄、麻醉深浅等外因干扰。

2. 体温监测 随着麻醉监测技术的不断进步，患者的体温监测也逐渐被重视起来，有相关资料表明，术中低体温是患者围术期死亡的原因之一。唇腭裂患儿多有发育不良、低体重等相关问题，对其体温进行监测和调控，有利于麻醉的恢复，并降低心律失常、术后抽搐、苏醒延迟等不良事件的发生。

麻醉中常用的中心体温测量部位是鼻咽部、鼓膜、食管和直肠，前两者反应大脑温度，后两者反应内脏温度。腋窝温度也可以作为参考，但易受患者年龄、输液、手术持续时间、体位改变等因素干扰。在不影响手术操作的情况下可以酌情选择监测部位。

麻醉药物的作用、呼吸机的使用、手术操作及术中输血输液等因素均可导致患者体温下降；上呼吸道感染、应激反应、术前用药，患者代谢异常等因素同样会造成患者体温升高。因此，在体温监测的指导下，应重视患者体温的调控，防止低体温，也要预防恶性高热的发生。

3. 尿量监测　尿量的监测可直接反应肾的灌注情况，并间接反应内脏的灌注情况。在唇腭裂专科手术中，合并严重循环系统疾病、术前评估出血较多及危急患者应考虑尿量的监测。如果术中成年人尿量 < 0.5ml/(kg•h)，小儿 < 0.8ml/(kg•h)即为少尿，应及时查找原因进行有效处理，以防出现肾功能不全。

4. 血气分析　麻醉和手术期间的呼吸管理，主要是维持呼吸功能的稳定和充分的组织供氧，以保证病人术中和术后的安全。但是，单凭临床观察不足以对呼吸状态做出精确的估计；通常实施的通气功能测定，也不能了解肺的换气功能以及组织氧供与氧耗。对呼吸状态的全面判断，仍有赖于血液气体分析。

麻醉前测定病人的血气值，有助于对呼吸功能的判断。血气监测不仅能及早发现呼吸循环功能的变化，以便及时做出必要的处理，而且能指导麻醉药物的使用，减少不良反应。

第四节　插管设备准备

在术前进行插管设备的准备，是麻醉医师建立安全有效的人工气道的重要工作。人工气道是麻醉机与患者解剖学气道之间直接连接的统称。人工气道的通畅，是关系到呼吸支持和麻醉管理的关键。与建立人工气道有关的主要器械有面罩、喉镜、鼻咽通气管、牙垫、管芯、开口器、吸痰管、插管钳、负压吸引设备等。

一、常用人工气道装置

常用人工气道一般有面罩、通气道、气管导管等。

（一）面罩

面罩一般适用于现场急救和麻醉通气管理，普通面罩一般由气垫、主体、接口三部分构成。面罩的病人端气垫与人体的颌面部形状相适应，罩住患者的口鼻处，具有良好的密闭性；气路端接口直径约为22mm，可以和标准的呼吸回路的病人端对接。根据患者的不同，面罩有大、中、小三种不同的规格。

（二）通气道

通气道与面罩的区别是通气道是进入上呼吸道的非气管内安装的喉上通气装置。最常见的有口咽通气道、鼻咽通气道、喉罩等。

1. 口咽通气道　是经口放置的通气道，适用于咽喉反射不活跃的麻醉患者、昏迷患者，肥胖患者、麻醉诱导上呼吸道通气不佳患者等，目的是解除舌后坠引起的呼吸道梗阻。形状多为管形和工字形，有橡胶、塑料和金属组成的产品。

2. 鼻咽通气道　是经鼻腔安置的通气道。适用范围同口咽通气道，优点是容易固定、刺激小、可保留时间长、恶心反应轻等。

3. 喉罩　是安装于喉咽腔、用气囊封闭食管和喉咽腔、经喉咽腔通气的人工气道。在唇腭裂手术时，由于手术的特点，一般很少用到喉罩。门诊拔牙、小的包块等手术，有时可以灵活地选择喉罩进行麻醉维持和呼吸支持，比气管导管刺激小，但容易发生位移。喉罩设有 1 号、2 号、2.5 号、3 号和 4 号五种型号，分别适用于新生儿、婴儿、儿童和男女成年人。喉罩系在盲探下插入，使用方便，优点较多，但价格昂贵。

（三）气管导管

1. 气管导管的分类　气管导管有经口或经鼻气管导管两类，目前多为口鼻通用型。根据导管自身的特性和满足不同麻醉亚专科的需求，又有带套囊或无套囊导管之分，普通型和加强型之分，还有各种特殊型的气管导管，以方便安全使用于某些特殊场合。目前，唇腭手术多采用 RAE 导管（图 5-2）。

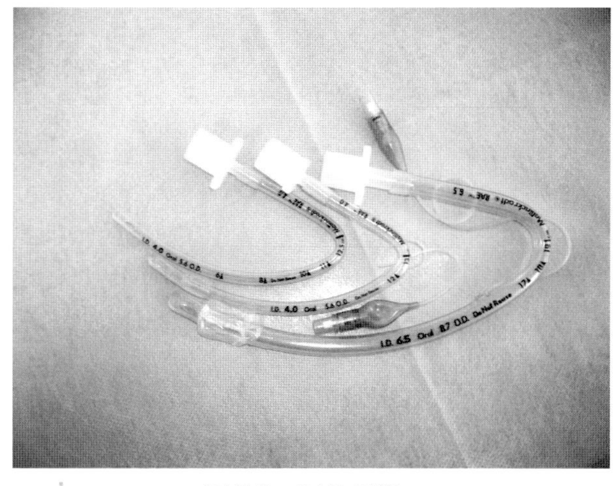

图 5-2　RAE 导管

2. 气管导管结构与规格

（1）气管导管标准形状，包括：①导管远端呈斜面开口；②远端附有防漏套囊；③近端有与呼吸器连接的导管接头；④套囊充气装置；⑤ Murphy 侧孔。经口或经鼻气管导管都有半径为 14cm±10% 的弯度；弯度与导管内径有关，鼻腔气管导管内径＜ 6mm 者则无上述弯度。口腔与鼻腔气管导管前端斜口的角度分别为 45° 和 30° ，经口导管前端的斜面都向左侧方向开口；经鼻导管的斜面则有向左或向右侧开口两种。

（2）气管导管的标号，通常有三类。①按导管的内径（ID）标号：内径为 2.5 ～ 10.0mm，各号之间相差 0.5mm，均印在导管的外壁上。②按导管的法制（F）标号（周长编号）：F 为导管的外周径值，F ＝导管外径（mm）×3.14。F 在导管外壁上均用双号数字 10、12、14、16 直至 42 编号标记，F 号最小 10 号，最大 40 号，号间距为 2。③以 Magill 专利号编号：按 00 ～ 10 标记。

3. 气管导管的选择　唇腭裂患者麻醉时，可以根据手术的情况灵活选择气管导管类型，经鼻插管时可以选择普通气管导管、加强型气管导管、经鼻异型气管导管等；经口插管多选用经口异型气管导管。选取的原则主要为：安全通气，不影响手术操作，导管固定牢固，便于麻醉管理。

对气管导管的长度和口径，应根据插管途径、患者的年龄、发育状况、性别和身材等因素进行选择。一般成人导管长度以稍长于唇至环状软骨水平或稍下处（相当于气管中段）的长度为佳。常见气管导管长度和口径选择参考值，见表 5-2。

表 5-2　气管导管常见长度和口径参考

年龄（Age）	直径（经口）（mm）	直径（经鼻）（mm）	经口长度（cm）	经鼻长度（cm）
＜ 1 岁	3.0 ～ 4.0	3.0 ～ 4.0	10	12
1 ～ 3 岁	4.0 ～ 5.0	4.0 ～ 4.5	10 ～ 12	13 ～ 15
4 ～ 9 岁	5.0 ～ 6.0	4.5 ～ 5.5	14 ～ 16	17 ～ 20
10 ～ 13 岁	5.5 ～ 6.5	5.0 ～ 6.0	15 ～ 17	19 ～ 21
14 ～ 16 岁	6.0 ～ 7.0	5.5 ～ 6.5	17 ～ 20	21 ～ 24
成年女性	6.5 ～ 7.5	6.0 ～ 7.0	18 ～ 20	22 ～ 28
成年男性	7.0 ～ 8.0	6.5 ～ 7.5	18 ～ 20	22 ～ 28

下列几点可供选择导管的选择作参考：①成年男子可较同年龄的女子大 0.5mm；②发音低沉者可较发音尖细者大 0.5mm；③经鼻导管口径需比经口导管小 0.5 ～ 1mm，成年人一般用 7.0 ～ 7.5mm；④对小儿（1 岁以上）可利用公式推算出参考值：导管内径（mm）＝ 4 ＋年龄（岁）÷4；导管长度（cm）＝

12 ＋年龄（岁）÷2。

二、常规插管辅助工具

1. 喉镜　喉镜是用来显露声门，以便进行气管内插管的主要工具，由喉镜柄、喉镜片和光源 3 个基本部分组成。

喉镜柄是手持部分，内安置电池，它与喉镜片的连接为可卸开性质，顶端为凹形连接器，与喉镜片的凸型结构相连，凹形槽底中央有照明电路的触点。喉镜片和光源一般都是结合在一起的，喉镜片的特殊结构可以将舌体和口底软组织从视线中体往口腔的左侧推开，以便于在光源下看见会厌和喉头的结构。一套喉镜的镜片一般分大、中、小号。小儿镜片，可根据具体情况选用。

为满足不同的临床麻醉需要，还有一些特殊的喉镜，如 Alberts 喉镜、Polio 喉镜、McCoy 喉镜、光导喉镜等。

2. 导管管芯　管芯是保持气管导管一定形状的专用器械，多采用铜丝、铝丝制作而成，长 40cm 左右。前端磨成钝圆，尾部设有拉环，有的管芯外层是塑料包壳。使用时，先插入气管导管，管芯不得超过气管导管的前端开口。根据情况将气管导管和管芯仪器完成一定的形状，借助管芯的可塑性，使气管导管保持一定的形状。气管导管前端进入声门后将管芯拔出。管芯应经常更新和检查，以防断裂滑入气管中造成事故。鉴于大多数插管并不需要使用管芯，一般不主张常规使用管芯，只有在困难插管或采用环圈型气管导管时才使用管芯。

3. 插管钳　插管钳为特制的大角度长操作钳，用于气管导管不能顺利进入声门的口咽深部操作。有不同类型：Magill 插管钳其手柄与杆呈 50°；Rovenstein 插管钳其手柄与杆呈 90°，其前端的夹持钳弯度较大；Aillon 插管钳在手柄上具有弹簧装置，可夹持导管前端更容易接近声门轴。应在套囊的远侧上方夹持导管，对准声门后由助手将导管推入气管。

4. 吸痰管　吸痰管是用来吸出口腔和气管内分泌物的特制管道，可以顺利插入气管内，内径大，长度略长于气管导管，根据不同选择有各种型号。

三、其他特殊用具

常规插管工具一般都可以顺利完成插管，当遇到张口受限，小下颌、颈部活动度小等患者时，要使用一些其他的辅助工具完成插管。

1. 光导纤维支气管镜　简称纤支镜，由光源、柔韧可屈性光镜管和控制手柄 3 个基本部分组成，具有柔韧可屈、可延展的特性，已被临床麻醉科所逐渐应用，操作相对比较容易，并发症较少，能清楚显露气管支气管。但是施行纤维支气管镜可发生出血、恶心、呕吐、发热、心肌缺血、心律失常、喉痉挛和支气管痉挛、气道黏膜损伤，甚至气胸等并发症。纤维支气管镜应该由技术熟练的医师谨慎操作。值得提出的是，遇到心功能不稳定、未经治疗的哮喘、活动性肺结核、持续吸氧未能纠正缺氧、肺动脉高压等患者应仔细评估使用纤维支气管镜的利弊。

2. 光棒　是一种借助于光源的盲探插管工具。可安全用于成年人和儿童，可常规采用或用于困难插管，可用于清醒插管，也可用于全麻插管。其应用价值在于不能用直接喉镜看到声门全貌的病例。在插入导管前，其外表应涂以润滑油膏。开启光棒的光源后试行盲探插过声门，即可在颈部环甲膜处皮肤看到樱红色的光亮点（在暗的环境中尤其鲜明），提示光棒已正确插入气管；如果未见光点，表示光棒没有插入气管。一旦光亮点鲜明，即可将导管套入光棒顺势引导入气管内。咽喉腔的血液和分泌物并不影响其使用，但光棒无法用于年龄＜ 5 岁的患儿或导管内径＜ 5.5mm 的情况。其在应用上的并发症并不多，包括声嘶、术后喉痛、杓状软骨半脱位。在口腔颌面外科麻醉时应用，有很好的使用空间。

3. 舌钳和开口器　舌钳是牵引患者舌头，解除舌后坠的专用器械；开口器是针对牙关紧闭的昏迷患者而设计的，用来撬开口腔，以便进一步安置人工气道。

第五节　其他设备准备

1. 吸引设备　利用负压吸引设备移除气道内的堵塞物是维持呼吸道通常的基本方法，有时甚至是唯一手段。在临床麻醉和通气管理现场必须具备吸引设备。

（1）吸引设备由吸引器、吸引瓶和吸引管道组成。吸引器是吸引设备的负压源，提供足够的负压和排气量。吸引瓶是气液分离并储存吸引液体的容器。吸引管道分为负压管和吸引管两段，负压管连接吸引器和吸引瓶，吸引管连接吸引瓶和吸痰管。

（2）常见的吸引器有电动吸引器和中心负压吸引器。

（3）吸引设备基本性能要求有：吸引器产生的负压绝对值不小于 0.03MPa；排气量不小于 15L/min；吸引瓶容积不小于 1000ml；吸引管道必须是厚壁软管，内径＞ 6mm，在－0.1MPa 负压下不发生吸瘪现象。

2. 术中保温设备　在现代化的层流手术室中，一般温度保持在室温水平。术中输液、失血、麻醉等因素，都会影响到患者自身体温的调节，造成体温的降低。适度的低温可以在低血流状态下对脑组织起到保护的作用。但更低的体温会抑制生命器官的功能和麻醉药物的正常代谢，使发生低血压、心律失常、心肌缺血、呼吸性碱中毒等并发症的风险大大增加。围术期对患者的体温进行调节是非常有必要的。

在手术期间维持体温的措施主要包括控制环境温度、被覆隔离、加热输入液体、使用保温设备等。

手术最常用的保温设备有红外辐射加温仪和术中保温毯。红外辐射加温是通过增加皮肤以及下丘脑温度调节中枢的热量输入来消除患者寒战预防低温。术中保温毯又称压缩空气热交换毯，主要工作原理就是通过加热器加热空气，由鼓风机将热空气吹入保温毯，保温毯与患者均匀接触，从而有效地保持患者的体温。

3. 容量输液装置　容量输液泵主要用于精确控制输液滴数或输液流速，还能提高临床给药操作的效率和灵活性。常用于需要严格控制输液容量的情况，如静脉麻醉、婴幼儿输液、活血管药物输注等。

第六节　电器设备安全使用常识

1. 电气事故与危害　失控电能造成的危害一般被称为电气事故，手术室内电气事故一般有触电事故、电路故障引起的燃烧与爆炸、电烧伤、电磁辐射事故、静电事故等。

触电事故是最常见的电气事故之一。轻度电击时，可出现短暂的面色苍白、呆滞、对周围失去反应、麻木、惊恐、精神紧张，四肢软弱，全身无力等；严重电击时，可出现昏迷、心室纤颤、瞳孔扩大、烧伤、呼吸心搏停止而死亡。心室纤颤是主要的电击致命的原因。

燃烧和爆炸事故的发生，常具有3个条件，即火源（明火或静电火花）、助燃剂（氧气或氧化亚氮）及可燃物质（可燃性吸入麻醉药物、橡胶类及布类用品）。相关资料表明，燃烧和爆炸如发生在连接患者的麻醉机内，病人的呼吸系统立即受到爆震伤害，可引起气管、支气管黏膜和肺泡的损伤出血，瞬时产生大量的二氧化碳，涌入气道内势必造成窒息，应立即更换麻醉机；如麻醉机尚未与病人气道连接，则麻醉机的蒸发瓶可被炸碎，形成细滴外喷的麻醉药可引起燃烧，应即刻灭火和保护病人免受烧伤。杜绝火源，防止静电蓄积和发生火花，改善手术室通风等措施可以有效预防燃烧和爆炸事故的发生。

电灼伤的发生大多数与使用高频电刀有关，在正确使用高频电凝电刀时，应尽量减少各部分电阻中消耗的功率，这样既可以降低总功率损耗，又可防止组织的灼伤。值得强调的是，在使用高频电凝电刀时，虽然高频电流不会造成病人触电事故，但如果高频电器设备有漏电现象，仍可造成事故发生。

电磁辐射事故和静电事故一般不会直接造成生命安全，但长期危害也不容忽视。

2. 安全用电　随着麻醉学科的不断发展，麻醉工作范围（如手术室、ICU、疼痛治疗室）内，医疗检查仪器日益增多，一旦发生故障，可对工作人员和患者产生致命影响。要想很好地预防电气事故的发生，主要从行政和技术两个方面着手。行政措施就要有合理的安全操作、电气安装规程、设备管理规程等制度；技术措施如下。

（1）良好的绝缘和接地是避免触电的基本措施：仪器应定期检修测试，及时更换老化的导线。两孔插座接仪器电源时，仪器外壳应接地线。与手术病人接地的各种仪器的外壳接地应从一个接地性能良好的公共接地点接地。

（2）应用隔离变压器：这种方法既可以减低电源线上传来的干扰信号，又可以在初级线间绝缘层击穿时 220V 的电压对地短路，不致波及人体能够接触到的次级用电部分，具有更好的安全性。

（3）“浮动”输入：浮动放大器的前极与后极用变压器隔离，使得人体输入电路和前置放大器都与交流电完全隔开，避免了电击危险。

（4）仪器购置应符合安全标准：医疗仪器应按国家规定的安全标准进行设计及制造；购置设备应多注重性能及安全性。

（5）仪器的维护很重要：对医疗仪器应熟悉其结构功能、进行正确的操作，做好仪器的保养、定期维修，经常保持仪器的最佳工作状态。仪器的使用维护应有专门的文件记录。

（6）对医疗仪器的供电、供氧设备应安全可靠。

（7）其他：避免仪器电缆、导线扭曲、打结或被重物挤压；接、拔插头要手持插头，不用力拉扯导线或足踏；防止插座、插头受潮或被水浸泡等。

（李美胜　王　森）

第6章　唇腭裂手术的麻醉实施

唇腭裂患者以儿童居多，现多主张患儿在3个月至2岁接受早期手术，且生长发育的过程中要施行多次手术以达到满意的治疗效果。有研究表明，30%的唇腭裂患者伴发其他畸形或综合征，如多指畸形、先天性心脏病、Apert综合征等。对于各种颅颌面综合征的患儿，其合并畸形给麻醉医师处理气道带来相当大的困难。如Pierre Robin序列征的小下颌及舌后坠导致患儿术前已存在严重的上呼吸道梗阻。

过去不少唇腭裂手术在神经阻滞或基础麻醉下完成，但通常镇痛效果不完善，且缺乏气道保护，术中经常出现低氧血症，因此现代唇腭裂手术基本在全身麻醉下进行。全身麻醉可划分为三阶段，即麻醉诱导、麻醉维持、麻醉苏醒。麻醉诱导是使患者从清醒到可以进行手术的状态麻醉维持可满足手术需要的麻醉深度，麻醉苏醒指患者从麻醉状态转为清醒状态。

第一节　全身麻醉诱导

使患者从清醒状态转为可以进行外科手术操作的麻醉状态这一过程称为麻醉诱导。唇腭裂患儿从病房来到手术室的陌生环境，难免产生紧张、恐惧情绪。麻醉医师应尽可能创造温馨的环境，如准备儿童玩具、带水果味的面罩等，安抚患儿情绪。如条件允许，甚至可以让家属陪同在身边协助完成麻醉诱导。所有麻醉前准备工作应在患儿进入手术室前完成，保证其入室后应能尽快开始麻醉诱导，缩短患儿哭闹时间。

全身麻醉诱导按给药途径不同可分为静脉注射、面罩吸入、口服、肌内注射、直肠内给药等。

一、静脉麻醉

相对吸入麻醉诱导而言，静脉麻醉诱导起效快、效能强，病人依从性好，无手术室污染，但前提是必须有静脉通道。对于已开放静脉通道的患儿和成年人尤其适用。

氯胺酮、咪达唑仑、丙泊酚和依托咪酯是常用的静脉麻醉诱导药物。单纯氯胺酮或联合咪达唑仑，可用于短小手术。但由于唇腭裂手术在头面部进行操作，术中异物、分泌物和血液有误入气道的危险，不利于麻醉医师管理气道，故而现在应用较少。依托咪酯静脉麻醉最显著的特点是对循环功能影响小，单次剂量注射血压稍有下降。依托咪酯对呼吸抑制作用较轻，不影响肝、肾功能，也不引起组胺释放，适用于体质虚弱的患者。静脉麻醉诱导前应充分给氧，尤其对于氧储备少的儿童患者，以避免发生低氧血症。儿童心排血量的增加主要依赖于心率增快，如果存在心动过缓，可静脉给予阿托品 0.01 ～ 0.02mg/kg。

二、吸入麻醉

对于 10—12 岁以下不易开放静脉通道的小儿患者，适宜使用吸入麻醉诱导。目前常用的吸入麻醉药有七氟烷、异氟烷、地氟烷、安氟烷、氧化亚氮等。其中最适合小儿吸入诱导的是七氟烷，因其麻醉效能强、血气分配系数低、无刺激性气味。地氟烷尽管血气分配系数低，但气道刺激强烈不适于吸入诱导。异氟烷血气分配系数相对较高，对气道刺激较强，同样不适用吸入诱导。氧化亚氮麻醉效能低，只能作为麻醉诱导辅助药物。小儿吸入麻醉诱导方法主要包括三种，即潮气量法、肺活量法和浓度递增诱导法。潮气量法和浓度递增法为了加快诱导速度，通常需要七氟烷预充呼吸回路。预充呼吸回路具体操作步骤如下：①麻醉机设置于手控通气模式，关闭新鲜气流量。②排空呼吸囊；③关闭排气阀；④封闭呼吸回路输出口；⑤将七氟烷蒸发器调至 6% ～ 8%，新鲜气流量调至 3 ～ 6L/min。⑥持续充气至呼吸囊充盈，此时呼吸回路中七氟烷浓度明显升高。

1. 潮气量法诱导　本法适用于所有年龄段儿童，尤其是无法合作的婴儿。6% ～ 8% 七氟烷、3 ～ 6L/min 新鲜气体预充回路后，回路输出口连接合适的面罩置于患儿口鼻处。让患儿平静呼吸，不合作患儿注意固定其头部。患儿意识消失后，七氟烷调至 3% ～ 4%，氧流量可降至 1 ～ 2L/min，以利于维持自主呼吸，必要时可手控辅助。

2. 肺活量法诱导　适用于合作的患儿（一般＞ 6 岁）。术前访视时训练患儿深呼气、深吸气、屏气、呼气。同样方法预充回路。让患儿用力呼出肺内残余气体后，面罩置于患儿口鼻处，嘱其用力吸气并屏气，最大程度屏气后再呼气。两次呼吸循环后，大多数患儿意识消失。将七氟烷浓度调至 3% ～ 4%，新鲜气流量调至 1 ～ 2L/min，维持自主呼吸。

3. 浓度递增法诱导　适用于合作的患儿及危重患儿。麻醉机设置为手控通气模式，开放排气阀，新鲜气流量 3 ～ 6L/min。七氟烷起始浓度为 0.5%，患儿每 3 次呼吸后浓度递增 0.5%。为加速诱导也可每次增加 1% ～ 1.5%，直至达到 6%。如果期间患儿躁动明显，可立即改用潮气量法，增加七氟烷浓度和新鲜气流量。患儿意识消失后，七氟烷调至 3% ～ 4%，氧流量可降至 1 ～ 2L/min，维持自主呼吸。

单纯使用七氟烷诱导，麻醉偏浅时插管可能诱发喉痉挛。建议建立静脉通道后，辅助其他镇静镇痛药物和（或）肌松药完成喉罩或气管插管操作。

三、肌内注射

肌内注射诱导常用于极端不合作的小儿。氯胺酮具有意识消失快、镇痛强、对呼吸影响小、不抑制咽喉反射等特点，目前仍是最常用的肌内注射诱导药物。常用剂量为 4 ～ 6mg/kg，2 ～ 3min 起效，持续时间 30min 左右。但使用过程中应注意其相应不良反应，如气道分泌物增加、苏醒期精神症状、心血管系统兴奋作用。

四、口服给药

麻醉诱导前 10 ～ 20min 口服含咪达唑仑 0.25 ～ 0.5mg/kg 的糖浆，最大剂量为 10mg。患儿进入朦胧状态，易脱离父母进入手术室。大龄儿童可在糖浆中加用氯胺酮 3mg/kg 以加强镇静。

五、直肠给药

直肠给药对患儿刺激小，药物吸收缓慢，不易发生呼吸抑制。但直肠内粪便可影响药物吸收，从而影响药效。常用直肠诱导药物，包括咪达唑仑 0.2 ～ 0.3mg/kg、氯胺酮 3 ～ 10mg/kg、水合氯醛 0.5mg/kg。

第二节　气道管理

麻醉医师术前访视应详细了解病史、体格检查，对患者气道做出合理评估。判断麻醉诱导过程中是否存在通气困难、插管困难、患者合作困难或气管切开困难，并制订相应的麻醉方案。

一、气道评估

1. *病史*　了解患者是否有打鼾或睡眠呼吸暂停综合征；有无进食呛咳、呼吸困难或不耐受运动；有无呼吸道相关疾病如哮喘、上呼吸道感染等；有无困难插管病史。

2. 体格检查 术前气道评估方法很多，推荐以下 6 种常用方法。临床实际应用中，应结合多个指标综合评估。

（1）张口度：正常人张口度为 3 横指，上下门齿间距小于患者 2 横指可能伴有困难气道。舌 - 颌间距在成年人不少于 3 横指，儿童能放置 2 横指，婴儿能放置 1 横指。

（2）头颈活动度：检查寰枕关节及颈椎活动度对评价插管所需的口、咽、喉三轴线是否接近重叠至关重要。检查方法：让患者头部向前向下弯曲使下颌颏部接触胸骨，然后向上扬起脸以测试寰椎关节的伸展度。正常人头颈伸屈范围在 90º ～ 165º，后伸受限可导致喉镜显露困难，如颈椎强直、Down 综合征、后天获得性颈椎疾病或烧伤、放疗。

（3）甲颏间距：即头伸展位，下颌骨尖端至甲状软骨切迹的距离。正常值＞ 6.5cm，＜ 6cm 或三横指可能存在插管困难。

（4）改良的 Mallampati 气道分级：是常用的判断咽部显露程度的分级方法。检查方法：患者端坐、头居正中，嘱其最大限度张口伸舌（不发音），观察咽部结构及与舌体的关系。Ⅰ级：可见软腭、腭咽弓和腭垂；Ⅱ级：可见软腭和腭咽弓，腭垂被舌根部分遮挡；Ⅲ级：仅能看见软腭；Ⅳ级：仅能看到硬腭。

（5）下颌前伸幅度：如果患者的下门齿前伸能超过上门齿，通常容易气管插管。下颌骨前伸幅度越大，喉部越容易显露，下颌骨前伸幅度小，易导致喉头位置高不易插管。

（6）喉镜暴露程度分级：Ⅰ级，完全显露声门；Ⅱ级，能看到杓状软骨和后半部分的声门；Ⅲ级，仅看到会厌；Ⅳ级，看不见会厌。该分级标准可作为是否困难插管的参考指标，Ⅲ级以上提示插管困难。

以上评估方法主要针对常规直接喉镜行气管插管而言，随着各种可视工具的应用，现在建立气道的方式有了很显著的进步，但麻醉前仔细评估气道仍然十分重要。术前评估未发现气道问题的患者，麻醉诱导过程中可能发生困难气道，处理不当甚至可能发展为急症气道。

二、困难气道管理

（一）困难气道的定义及分类

美国麻醉医师协会（ASA）这样定义：困难气道是指经过正规训练的麻醉医师行面罩通气和（或）气管插管时遇到困难；面罩通气困难即一个麻醉医师无法独立维持患者正常通气和（或）氧合；气管插管困难即一个经过正规训练的麻醉医师用直接喉镜行气管插管时，插管时间超过 10min 或尝试 3 次仍不能成功。

为了及时处理困难气道，在了解困难气道定义的基础上对其进一步分类是十分必要的。根据困难气道发生类型可将其分为通气困难和插管困难。根据有无面罩通气困难可将其分为非急症气道和急症气道。前者是指仅有插管困难而无通气困难的情况，后者即只要存在通气困难，无论是否合并插管困难。其中少数十分危急的病人既不能通气也不能插管。根据术前气道评估情况可分为已预料的困难气道和未预料的困难气道。前者因为在困难发生前就做好了相应的准备，故此类患者虽存在困难气道但多属于非急症气道，但应警惕反复插管导致急症气道。后者因为术前访视时未能发现气道问题，常规麻醉诱导后发生通气困难和（或）插管困难，是产生急症气道的常见原因。

（二）困难气道的处理工具

在应对困难气道时，麻醉医师应详细了解各种插管工具的优缺点并在平时的工作中不断训练强化。通常可以将这些工具分为处理非急症气道和急症气道的工具。

1. 非急症气道工具

（1）非急症气道无创工具：①各种型号的喉镜及镜片。②各种可视喉镜，此类镜片不要求口、咽、喉三轴线重叠，能更好地显露声门。但插管时务必借助管芯，以防止显露良好而插管失败。③管芯类，包括硬质管芯、插管探条和可弯曲管芯。这类管芯需借助喉镜，操作简单，对气道损伤小，能提高插管成功率。④喉罩，是被广泛应用的声门上通气工具。喉罩操作简单，对病人刺激小，对改善通气十分重要。但要求患者张口度必须＞ 3cm，且咽喉结构正常。⑤光棒，插管无需借助喉镜，不受血液及分泌物的影响，适用于张口度小或头颈活动受限的病人。⑥纤维支气管镜，此方法能解决多种困难气道，尤其是表面麻醉下清醒纤支镜插管已逐渐在临床普及。但患者口内的血液及分泌物可能影响视野，且操作需经一定的训练，故一般不适用于急症气道。⑦可视硬质管芯类，如 Shikani 综合了光棒和纤支镜的优势。

（2）非急症气道有创工具：气管切开。

2. 急症气道工具　发生急症气道时首要目标是解决通气问题，保障患者生命安全。①面罩正压通气：可借助口咽或鼻咽通气道行面罩正压通气，也可双人通气，一人托起下颌紧扣面罩，另一人加压通气。②喉罩：可同时用于急症气道和非急症气道。③食管 - 气管联合导管：特点是无需辅助工具，送入咽喉下方，无论插入气管或食管均可通气，缺点是尺码不全，易造成损伤。④环甲膜穿刺置管和通气设备：特别需要引起重视的是穿刺针的口径与通气设备是否匹配。穿刺针口径过小，只能接高频喷射通气机。口径＞ 4mm，则能实现通气。

（三）已预料的困难气道的处理原则

每个麻醉医师评估气道时，应根据是否预料为困难气道，将处理流程分为两类，区分处理。对于术前已预料存在困难气道的患者应遵循以下原则。

1. 告知患者存在这一特殊风险，并获得病人及家属的充分理解配合，签署知情同意书。

2. 由经验丰富的麻醉医师完成麻醉，或在其指导下完成。

3. 麻醉前应确定首选建立气道的方案以及失败时的备选方案。准备各种插管设备如不同型号的喉镜片、气管导管、管芯、可视喉镜、纤支镜、气管切开包等。

4. 在麻醉诱导前充分面罩给氧。

5. 不宜实行静脉快速诱导麻醉，尽量保留自主呼吸。

6. 可在完善表面麻醉下，尝试喉镜显露。喉镜显露较好时，可以快速诱导插管；喉镜显露不佳时，可尝试插管探条、纤支镜或喉罩。

7. 在整个麻醉诱导插管的过程中，应密切关注患者的生命体征，在 SpO_2 降至 90% 前及时通气给氧。

8. 插管失败时避免由同一人采用同种方法反复操作，应更换思路更换人员。反复 3 次以上插管失败时，未保证患者安全，可以推迟或取消手术。

（四）未预料的困难气道处理流程

1. 全麻诱导后遇到通气困难，应立即寻求帮助。同时在最短时间内改善面罩通气效果，如双人面罩加压给氧、放置口咽或鼻咽通气道、置入喉罩。

2. 对于能通气但插管困难的非急症气道，在充分给氧的情况下，可采用上述非急症气道工具插管。

2009 年中华医学会麻醉学分会提出了困难气道的处理流程，见图 6-1。

三、气管插管

1. 气管导管的选择　气管导管有经口或经鼻两类导管，也有带套囊和不带套囊之分，还可区分为普通管、加强管、异型管。气管导管型号通常以内径（internal diameter ID）标记。成年男性经口插管常用导管内径 7.5 ～ 8.5mm，插管深度 23cm，成年女性一般选择导管内径 7.0 ～ 7.5mm，插入深度 21cm。经鼻插管选择的气管导管通常比口插管小 0.5 ～ 1mm，插入深度比口插管多 2 ～ 3cm。小儿导管型号选择可参考公式：导管内径（mm）= 年龄（岁）/4 ＋ 4；插管深度（cm）：年龄（岁）/2 ＋ 12，也可参考以下标准（表 6-1）。由于唇腭裂手术在颌面部操作，麻醉医师最好选择带套囊的气管导管。不带套囊的导管插入以后，宜用打湿的纱条堵塞咽腔防止分泌物流入气管。

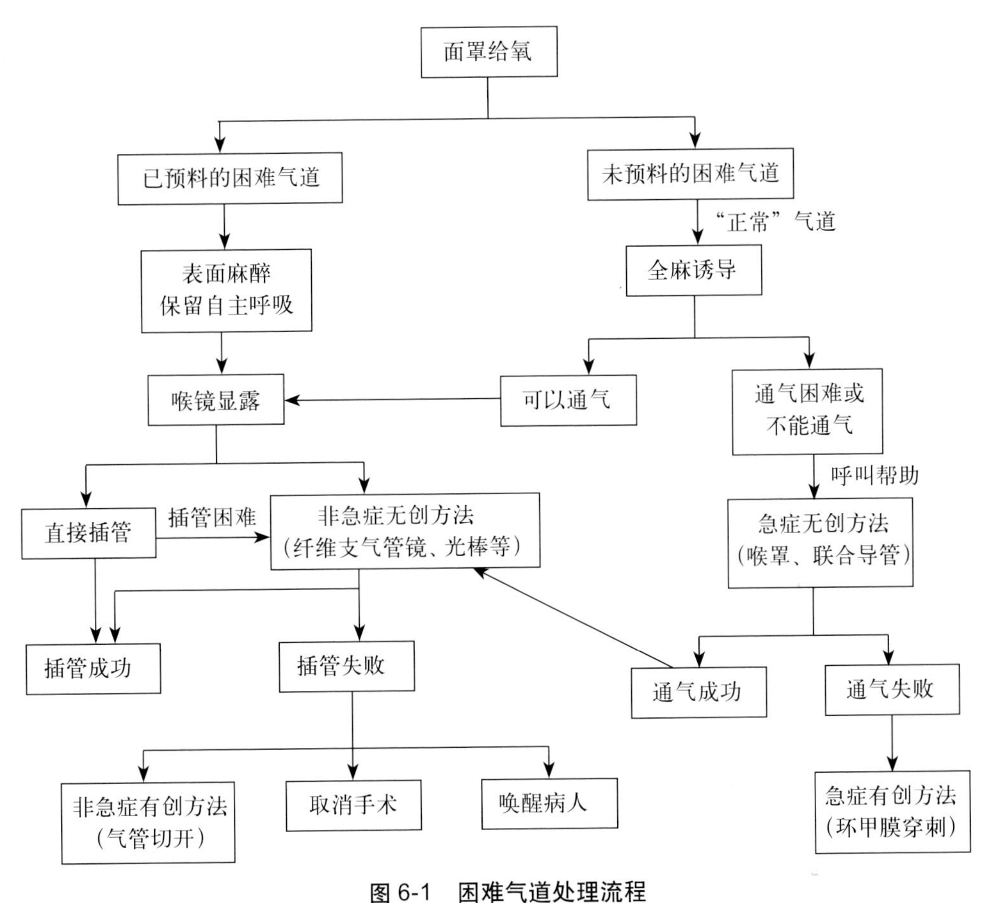

图 6-1　困难气道处理流程

表 6-1　气管导管型号选择和插管深度参考

年龄	气管导管内径（mm）	插管深度（cm）	
		经口	经鼻
早产儿	2 ~ 2.5	8 ~ 10	10 ~ 12
新生儿至 3 个月	3.0 ~ 3.5	10 ~ 12	12 ~ 14
3 －9 个月	3.5 ~ 4.0	12 ~ 13	14 ~ 15
9 －24 个月	4.0 ~ 4.5	13 ~ 14	15 ~ 16
2－14 岁	年龄（岁）/4+4	年龄（岁）/2+12	年龄（岁）/2 +14
＞14 岁		参考成年人标准	

2. 插管术

(1) 经口明视插管法：是唇腭裂麻醉最常用的插管方法。婴儿会厌软骨较长，与气管纵轴向外成角，且向前移位，有碍声门显露，气管插管时宜颈部轻度屈曲。2 岁以上儿童肩部可垫一薄枕，头轻度后仰。如声门显露欠佳，助手可轻压环状软骨，使声门下移。注意插管时不能将上门齿作为喉镜的支点，还应注意保护患者的上、下唇及牙齿。小儿患者氧储备少，缺氧耐受能力差，应迅速完成气管插管。如患儿 SpO_2 明显下降或心率减慢，应停止插管操作，面罩加压给氧。

(2) 经鼻明视插管法：外科医师有特殊要求时可行经鼻插管。麻醉前应检查患者的鼻腔通畅度，并用 0.5% ～ 1% 呋麻滴鼻液准备双侧鼻腔，气管导管外层润滑并泡于热盐水中。麻醉诱导后，沿鼻底垂直于脸的角度轻柔插入导管，若感受到明显阻力，可换另一侧，通过鼻后孔后，借助喉镜显露声门，必要时可用插管钳协助。值得注意的一点是，有时鼻插管可能误入鼻与咽喉黏膜下的假道中，通常不伴有出血，但在口咽内无法见到导管穿出。如患者合并严重颅底损伤禁行经鼻插管，因为有误入颅内的风险。

气管插管完成后，应立即仔细确认导管的位置，及时发现是否误入食管。临床上通常有以下几种判断方法：①直视下导管进入声门；②压胸廓时，导管口可感受到气流：③手控通气时，双侧胸廓对称起伏，听诊双肺呼吸音对称。④监测呼气末二氧化碳分压。

确认气管导管在气管后，应妥善固定导管（图 6-2）。唇裂手术外科医师术中要观察患者唇部的外形，腭裂手术要在口内正中上开口器，因此通常将口插管固定在中线位置，尽可能保持唇部的正常形态，并用胶带固定在下唇下方。经鼻插管时，胶带环绕导管后固定在前额及鼻翼两侧，注意应防止导管压迫鼻翼，造成损伤。

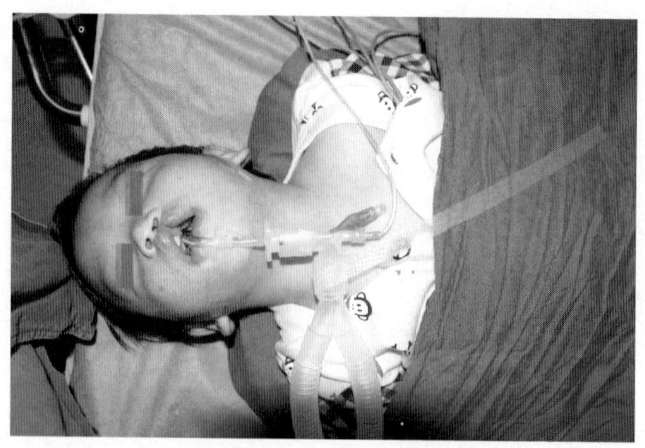

图 6-2　气管导管的固定

四、通气管理

1. 通气量　正确调节通气量是保证有效通气的根本条件。分钟通气量（V_E）= 潮气量（V_T）× 呼吸频率（RR），按体重计算成年人 90 ～ 100ml/kg，儿童 100 ～ 120ml/kg，婴儿 120 ～ 150ml/kg。麻醉机参数小儿潮气量一般为 5 ～ 7ml/kg，呼吸频率每分钟 30 ～ 40 次；成年人潮气量 8 ～ 12ml/kg，呼吸频率每分钟 10 ～ 12 次。机械通气时还需补偿呼吸回路中的气体压缩容积和膨胀容积引起的无效腔量。前者为充气压力下容积与常压下容积之差，后者指加压时呼吸回路扩张的容积增加值。因此麻醉机设置的潮气量应大于患者实际需要量。判断通气量是否合适应以 $P_{ET}CO_2$ 在正常范围为主要依据。

2. 吸呼比（I ∶ E）　通常成年人吸呼比设置为 1 ∶ 2，儿童 1 ∶ 1.5，新生儿可调至 1 ∶ 1。

3. 吸入氧浓度（FiO_2）　若患者能维持氧饱和度正常，FiO_2 可小于 0.6，减少吸入氧浓度过高引起的相关并发症。

4. 气道压力　成年人气道压力通常维持在 15 ～ 20cmH_2O，儿童 12 ～ 15cmH_2O，一般不超过 30cmH_2O。

第三节　全身麻醉的维持

唇腭裂手术对麻醉的要求是镇静镇痛完善，能够抑制一些不良反射，但对肌松要求不高。腭裂手术相对唇裂手术出血多，术中有时要求控制性降压。

一、吸入麻醉

1. 吸入麻醉药选择

（1）氧化亚氮：氧化亚氮的显著特点是血气分配系数低，起效快，消除快。但其 MAC 值高达 105，麻醉效能弱，只能与其他麻醉药配合使用。氧化亚氮导致的弥散性缺氧及闭合气腔容积增大也是值得注意的问题。

（2）七氟烷：七氟烷诱导及苏醒快，诱导时咳嗽、喉痉挛及屏气现象较少发生。麻醉苏醒期较氟烷更易引起躁动和谵妄。和其他吸入麻醉药类似，七氟烷可产生剂量依赖性的呼吸抑制。

（3）异氟烷：异氟烷麻醉诱导时呼吸道刺激强烈，可能发生喉痉挛、气道分泌物增加，故诱导时慎用。但却是很好的麻醉维持药物，相对氟烷更易苏醒。异氟烷具有负性肌力作用且明显降低外周血管阻力，也可应用于术中降压。

（4）氟烷：氟烷麻醉诱导时间较长但平稳，对呼吸道无刺激。氟烷心血管抑制作用强，主要表现为低血压和心动过缓。由于其镇痛作用相对较弱，常于其他麻醉药配合使用。

（5）恩氟烷：因其刺激性气味，吸入诱导时可引起咳嗽、喉痉挛、屏气。研究表明吸入异氟烷可能诱发中枢兴奋甚至发生惊厥。

（6）地氟烷：所有强效吸入麻醉药中，地氟烷诱导及苏醒最快，但其对呼吸道刺激强烈，故不推荐用于吸入麻醉诱导。地氟烷麻醉效能较弱，麻醉维持需使用较高的浓度。由于其苏醒迅速，一般至手术结束，患者自主呼吸恢复后停药，以免因疼痛引起躁动。

2. 吸入麻醉维持实施　术中应维持适当的麻醉深度，保证手术刺激时无意识及体动反应，同时血流动力学稳定。有脑电监测者，可维持 BIS 值 40 ～ 60。无脑电监测的情况下，如合并使用麻醉性镇痛药和肌松药，在新鲜气体流量 1 ～ 2L/min 时，吸入麻醉药浓度可预设为 1.0 ～ 1.5MAC。全凭吸入麻醉维持期间，呼气末吸入气体浓度通常维持在 1.3MAC 左右。若复合神经阻滞或静脉麻醉药，为防止术中知晓的发生，呼气末浓度不应低于 0.6MAC。术中需要加深麻醉深度时，可以通过提高吸入气体浓度和（或）增大新鲜气流量。

二、全凭静脉麻醉

1. 药物选择

（1）静脉麻醉药：丙泊酚是一种短效的静脉麻醉药，因其起效快，半衰期短，而逐渐成为临床上最常用的静脉麻醉药。随着药理生理学研究方面的进展，以往丙泊酚限用于＞ 3 岁的儿童，现已扩展至婴儿和新生儿。丙泊酚除可用于术中麻醉诱导及维持，在手术室外麻醉中应用也逐渐增加。丙泊酚用量随年龄增加而递减，若以千克体重计算，新生儿与儿童的诱导及维持剂量比成年人相对大。有研究表明，2 岁以下儿童丙泊酚诱导剂量可较成年人大 3mg/kg 左右。丙泊酚对心血管系统的主要影响是动脉血压下降，注意减慢输注速度，以防发生低血压。丙泊酚呼吸抑制作用明显，诱导剂量常引起呼吸暂停。临床应用中，丙泊酚乳剂常引起注射痛，可在注射液中加用利多卡因（1% 利多卡因 1ml 与 9ml 丙泊酚混合）来减轻疼痛。

（2）阿片类药物：芬太尼及其衍生物舒芬太尼、瑞芬太尼和阿芬太尼都有呼吸抑制的作用，主要表现为频率减慢，注射剂量较大时，甚至呼吸停止。这几种阿片类药物对循环抑制轻，一般不影响血压。芬太尼及其衍生物都可引起恶心、呕吐，但无组胺释放作用。

芬太尼的镇痛强度为吗啡的 75 ～ 125 倍，单次静脉注射持续时间为 30 ～ 60min，反复多次给药，可产生明显蓄积作用。芬太尼大剂量快速静脉注射可引起明显的心动过缓和胸壁强直，但很少出现血流动力学变化。

舒芬太尼是强效阿片类镇痛药，其镇痛强度为芬太尼的 5 ～ 10 倍，维持时间约为其 2 倍。与芬太尼类似，舒芬太尼大剂量给药也可能发生胸壁强直。

阿芬太尼镇痛作用比芬太尼小，约为其 1/4，作用时间约为其 1/3。

瑞芬太尼效价与芬太尼相似，是一种超短效阿片类镇痛药。其起效快，1min 即可达有效血药浓度，持续时间仅为 5 ～ 10min。与其他阿片类药物不同，瑞芬太尼不论输注时间长短，持续输注半衰期均为 3min。瑞芬太尼用术中维持麻醉，推荐负荷剂量为 1μg/kg，维持量 0.5 ～ 20μg/（kg • min）。

（3）肌松药：琥珀胆碱是目前临床上唯一使用的去极化肌松药，既能静脉注射，也是唯一可肌内注射的肌松药。其起效快，为 30 ～ 60s，维持时间短，通常＜ 10min。成年人插管剂量为 1mg/kg，儿童 2mg/kg，婴儿 3mg/kg，静脉注射。临床应用中需注意琥珀胆碱的严重并发症，如高钾血症（主要见于大面积烧伤和神经肌肉疾病患者）、肌肉僵直、心动过缓（儿童更易发生）、恶性高热（多见于与氟烷合用的病人）等。

维库溴铵是中效非去极化肌松药，组胺释放作用弱，不引起心率增快。其插管剂量为 0.08 ～ 0.12mg/kg，3 ～ 4min 起效，维持时间 30 ～ 90min，追加剂量为 0.02mg/kg。

罗库溴铵是中效非去极化肌松药，其作用强度是维库溴铵的 1/7。其起效时间虽不如琥珀胆碱，但是目前非去极化肌松药中起效最快的一种。罗库溴铵无组胺释放作用，对循环也无影响。气管插管剂量为 0.6mg/kg，90s 后可插管，肌松作用可维持 45min。如需做快速气管插管，可将用量增至 1.0mg/kg，60 ～ 90s 即可插管，肌松维持 75min。婴儿的常用剂量为 0.5 ～ 1.0mg/kg，儿童 1.0mg/kg。

阿曲库铵是中效非去极化肌松药，通过 Hofmann 消除和血浆中酯酶进行分解，不依赖肝、肾功能。快速大剂量注射（1.0mg/kg）可引起心动过速、低血压和支气管痉挛。插管剂量为 0.3 ～ 0.6mg/kg，作用持续时间 20 ～ 35min。

顺式阿曲库铵是中时效非去极化肌松药，其作用强度是阿曲库铵的 4 倍。顺式阿曲库铵无释放组胺，无心血管不良反应，主要通过 Hofmann 消除。其小儿及老年药动学与成人无显著差异，故不同年龄使用较安全。插管剂量为 0.1 ～ 0.15mg/kg。

（4）镇静催眠药：苯二氮䓬类药作为麻醉前用药可以消除患者的紧张焦虑，产生遗忘，也可以作为全身麻醉诱导用药。

2. 全凭静脉麻醉维持实施　全凭静脉麻醉（total intravenous anesthesia，TIVA）是指完全采用静脉麻醉药和静脉麻醉辅助药实施麻醉的方法。由于以上介绍的各类静脉麻醉药及辅助药各有优缺点，单一一种药物无法达到理想的麻醉状态，故临床上通常复合几种药物共同完成麻醉。为了满足手术需要，通过药物的合理搭配，保持镇静、镇痛，肌松平衡。根据手术刺激程度不同，及时调整药物浓度。全静脉麻醉按给药方式不同可分为分次给药和持续静脉输注。前者的问题在于血药浓度波动大，难以维持平稳的麻醉，给药时机不好控制；后者诱导时间偏长，有的药物随输注时间延长而产生明显蓄积。目前静脉麻醉中逐渐使用靶控输注（target controlled infusion，TCI）这种给药方式。靶控输注通过计算机模拟某种药物静脉注射后血浆药物浓度变化规律，从而控制住输注泵给药速度，以达到维持平稳麻醉的目的。由于小儿与成年人的药动学差异显著，目前国内靶控输注模式主要应用于成年人。

三、静 - 吸复合麻醉

静 - 吸复合麻醉是指在同一次麻醉过程中静脉麻醉与吸入麻醉联合应用。静脉麻醉起效快，病人易于接受，但有些药物消除时间长，麻醉深度不易调节；而吸入麻醉虽诱导慢，但可控性好，操作方便。静 - 吸复合麻醉的具体实施方法较多，但临床上常用的是静脉麻醉诱导加吸入麻醉维持或静 - 吸复合麻醉维持的方式。对于不合作的儿童，由于建立静脉通道相对困难，可先行吸入麻醉诱导，待患儿入睡再开放静脉，给予静脉麻醉药插管。

第四节　术 中 监 测

通常所说的麻醉风险主要来自于三方面：病人本身的因素、外科手术因素及麻醉因素。就麻醉而言，不能完全防止麻醉意外和并发症的发生，但是可以通过加强监测，减少不良事件发生率。为了提高麻醉安全，中华医学会麻醉学分会专家组参考其他国家麻醉监测标准，制定了适合我国医疗现状的麻醉监测指南（表 6-2）。

一、呼 吸 功 能

围术期呼吸功能监测包括两个内容，即氧合情况和通气功能。任一方面异常，都可能引起组织器官氧供不足，严重时甚至导致中枢神经系统永久性损伤乃至死亡。

1. 氧合监测

(1) 吸入氧浓度监测 (FiO_2)：按照美国麻醉医师协会 (ASA) 麻醉监测标准，全身麻醉期间，麻醉机吸入氧必须采用氧分析仪测定，并保证低氧报警出于正

表 6-2　临床麻醉监测指南

监测基本要求　麻醉科医师必须在麻醉全程始终在岗
基本监测　氧合、通气和循环应该得到连续监测评估
氧合：观察患者皮肤和黏膜色泽、脉搏氧饱和度
通气：肺部听诊呼吸音、观察胸廓动度、呼吸囊活动
循环：持续心电图显示、连续无创血压和心率，其监测间隔的时间原则上不能超过 5min，同时注意脉搏触诊、脉搏波波动、心音听诊
扩张监测：可根据实际情况选择监测尿量、中心静脉压、有创动脉压、呼气末二氧化碳分压、体温、脑功能、呼吸力学、血液生化、血气分析、肌松状态、凝血功能、肺动脉压、心排血量

①监测基本要求和基本监测是完成每个麻醉必须做到的；②本标准暂不适用分娩镇痛和疼痛治疗；③在转运、搬动过程中或急救现场或监测仪出现故障时持续监测可允许有短时间的中断，麻醉患者从手术床搬到转运床时，麻醉科医师的首要职责是保护患者的头颈部和维护气道通畅；④某些临床麻醉过程中，麻醉科医师可以进行补充监测或采用其他可靠的监测手段来代替基本监测，如体外循环期间采用血气分析替代常规通气、氧合监测；⑤任何监测设备和设施都不能取代麻醉科医师的临床观察和判断

常工作状态。

（2）脉搏氧饱和度（SpO_2）：SpO_2 主要用于监测组织氧合情况，术中虽连续监测，但其并不能即时反映动脉氧合情况。患者已经缺氧，但 SpO_2 短期内可能显示正常，故而有相对滞后性。婴幼儿由于耗氧量大，氧储备不足，相比成年人更易发生低氧血症，而且当 SpO_2 显著下降时，往往伴随心率减慢，继而心搏骤停。SpO_2 监测受很多因素影响，如肢体运动、外周循环、低温、探头位置等，所以麻醉医师还必须仔细观察患者口唇、甲床和黏膜颜色以及术野血液颜色。唇腭裂病人涉及年龄面广，不同年龄段的患者应区分选择氧饱和度指套或贴膜，以期达到监测准确的目的。

2. 通气功能监测　实施非全身麻醉时，麻醉医师必须通过观察患者胸廓起伏、呼吸频率等临床体征来判断患者通气情况。全麻放置气管导管或喉罩的患者还需听诊双肺呼吸音、观察呼吸囊运动，并连续监测呼气末二氧化碳分压（$P_{ET}CO_2$）、潮气量、呼吸频率、气道压，同时保持以上监测项目报警功能正常。肺通气量、肺血流灌注及管道中的冷凝水均可能影响 $P_{ET}CO_2$ 监测，使动脉血二氧化碳分压（$PaCO_2$）与 $P_{ET}CO_2$ 的差值变化，必要时需查动脉血气比照。

二、循环功能

1. 心电图（ECG）　心电图监测的意义在于及时发现麻醉期间可能出现的各种心律失常、心肌缺血等，但不能反映心脏射血功能。对于唇腭裂婴幼儿患者而言，由于其心排血量的增加主要依赖于心率增快，心电图监测相对血压监

测显得更为重要。由于心电图测量电位的电压很小，易受干扰，如使用电刀、导联线移动、电极片粘贴不稳等。ECG受到干扰或T波过大，接近R波（常见于儿童患者）时，监护仪显示的心率往往是错误的。

2. 血压（BP） 血压的监测方法包括无创性和有创性两种。所有的麻醉患者都必须监测血压，有些情况可特别行有创血压监测，如血压波动较大、低血压、术中出血较多、需多次查动脉血气分析等。唇腭裂患者手术时间偏短，出血量相对较少，临床上有创动脉血压监测很少应用。为了保证血压测量的准确，无创血压袖带的宽度应比被测肢体的直径宽20%～50%，一般每隔3～5分钟测量1次。

3. 中心静脉压（CVP） 是指右心房压力或上、下腔静脉即将进入右心房处的压力，正常值为4～12cmH_2O（3～9mmHg）。CVP监测适应证：术中失血量大需大量快速补液、心功能受损的患者、危重患者等。唇腭裂手术中一般不监测CVP。

三、其他监测

1. 体温监测 在现代麻醉中，体温监测越来越受到重视，尤其是对于儿童、老年患者及危重病人。唇腭裂患者中以儿童居多，其体温调节能力较成年人差，容易受环境温度影响，术中低温高温均常见。因此儿童手术最好常规监测体温或不时手触患儿肢体感受体温。

2. 尿量监测 留置尿管，可了解肾灌注情况，并间接了解患者血容量。术中成年人尿量＜0.5ml/（kg·h），儿童＜0.8ml/（kg·h）即为少尿。

3. 失血量监测 术中监测失血量，可以及时了解患者血容量变化，指导补液。一般可通过观察术中吸引瓶内液体量、纱布、手术铺巾含血量等估算失血量。

4. 肌松监测 术中肌松监测能够指导肌松药使用，并有助于判断是否需要肌松拮抗药及确定拔除气管导管时间。过去通过抬头试验、握手试验、睁眼试验等判断神经肌肉传递功能，现在临床上应用神经刺激仪，定量监测肌松程度。

第五节 控制性降压

口腔颌面外科手术由于血液循环丰富，局部渗血量大，因此常采用控制性降压的方法来减少失血，唇腭裂手术也是如此。随着控制性降血压技术的使用，唇腭裂手术特别是腭裂手术从二十余年前常需输血已经发展到基本不需要输血。

一、基本原则

首先，行控制性降压时应保证重要组织器官的血流灌注，降压时必须维持正常的血容量。其次，行控制性降压时，血压降低不超过基础血压的30%，收缩压不低于80mmHg，或平均动脉压不低于50～65mmHg。降压期间应加强术中监测心电图、脉搏氧饱和度和尿量。控制性降压期间，应保证充分的氧供，维持动脉血二氧化碳分压在正常范围。合并重要脏器疾病者不宜行控制性降压。手术主要步骤结束后即应逐渐终止降压。

二、方　　法

1. 应用麻醉深度降压　婴幼儿一般维持适宜的麻醉深度即可达到控制血压的目的，利用七氟烷吸入即可满足术中减少失血的需要，如果由于局部注射含肾上腺素生理盐水或切皮等刺激而导致一过性血压升高，可短暂地将七氟烷吸入浓度调整至6%～8%vol，待血压下降即降低七氟烷的吸入浓度。长时间手术或大龄儿童可静脉泵注瑞芬太尼来实施控制性降压，瑞芬太尼起效快、消除快，对血流动力学的影响呈剂量依赖型。瑞芬太尼给药后需注意心动过缓的发生。

2. 应用血管扩张药降压

（1）硝普钠：硝普钠可降低心脏前后负荷，对心肌无明显抑制作用，可降低心肌耗氧量，对脑血流和颅内压无明显影响。行控制性降压时可将硝普钠50mg加入100ml生理盐水中，以0.5～8μg/（kg • min）速度泵入。用硝普钠降压是需注意硝普钠溶液极不稳定，使用时应注意避光。

（2）硝酸甘油：硝酸甘油主要降低心脏前负荷，心脏前负荷的降低，其对小动脉的舒张作用，可使心肌耗氧量减少。行控制性降压时可用初始速度1μg/（kg • min）泵注，可缓慢升至0.2～0.3μg/（kg • min）。使用硝酸甘油降压时应注意硝酸甘油具有扩张脑血管，增加颅内压的作用，还有升高眼压的作用，不宜用于颅内压高者及青光眼患者。

（3）尼卡地平：又名佩尔地平。属钙通道阻滞药，可扩张外周、冠状动脉和脑血管。不影响心排血量和心肌收缩力，可保护缺血心肌。降压同时对心脑肾等靶器官具保护作用。降压后不产生反射性心动过速。

3. 应用肾上腺能受体阻滞药降血压　乌拉地尔具有外周和中枢双重降血压作用，在降压的同时，乌拉地尔一般不产生反射性心动过速，不影响颅内压。首次可用5～10mg，持续20～25min，需要时可重复使用。

第六节 麻醉苏醒及拔管

一、麻醉苏醒

在现代临床麻醉中，全身麻醉通常联合应用静脉麻醉药、镇痛药、肌松药及吸入麻醉药。为保证患者安全迅速苏醒，麻醉医师应充分考虑手术剩余时间、手术刺激强度及患者当下的麻醉深度等因素，以决定何时减少麻醉药或停药。

二、拔除气管导管

判断何时拔管是麻醉工作中很重要的一部分，因为拔管期间遇到的问题可能比插管更复杂。患者处于深麻醉和完全清醒状态下是最好的拔管时机，严禁浅麻醉拔管。深麻醉和浅麻醉的区别在于，前者进行口内吸引时患者无反应，而后者可出现屏气、呛咳等反应。患者睁眼，能按指令动作则表示完全清醒。深麻醉下拔管的优点是减少了导管刺激导致的呛咳、屏气及心血管反应，缺点则是有误吸及上呼吸道梗阻等风险。插管困难、有高度误吸危险、手术或病人本身因素致气道难以维持者是深麻醉拔管的禁忌证。完全清醒的条件下拔管最大的缺点在于患者不能耐受气管导管，可能发生严重的呛咳、心血管不良反应以及手术创面出血甚至撕裂。拔管前静脉注射利多卡因 1.0 ～ 1.5mg/kg 可减少拔管刺激。唇腭裂手患者术后口腔血液及分泌物较多，腭裂整复术可能导致咽腔缩窄，再加上婴幼儿特有的解剖结构特点，深麻醉拔管更易发生上呼吸道梗阻。但清醒拔管期间又可能产生屏气、支气管痉挛、胸壁强直等反应，从而引起低氧血症。因此麻醉医师应综合考虑患者的合并症、气道情况以及手术操作影响来决定拔管时间。为保证安全，拔管后可暂时留置口咽或鼻咽通气道，待患儿完全清醒后再拔除。

不论在何种状态下拔管，都应对胃及口内充分吸引，以减少反流误吸的风险。唇腭裂麻醉为了减少对手术干扰，插管后通常不使用牙垫。术毕患者清醒前，最好放入牙垫，以避免清醒期躁动咬闭气管导管。为了减少全身麻醉引起的肺不张，无特殊禁忌所有患者都有必要进行鼓肺操作，吸入氧气与空气的混合气体，维持气道压力 40cmH_2O 数秒，如此反复几次。拔管之前，在患者吸气时同步挤压麻醉气囊鼓肺，吸气末双肺正处于膨胀状态时，轻轻拔除气管导管。这样做的目的有两个：①增加了肺内的氧储备，可降低拔管后出现气道异常情况的程度；②患者拔管后有力的呼气动作可促进排出气管导管和声门周围的分泌物。

拔管后应立即面罩给氧，密切关注患儿的呼吸动度及频率，必要时辅助呼吸。注意此期间患儿频繁的咳嗽、干呕都可能引起喉痉挛，应待患儿平稳过渡后再转运。转送过程中，缺乏监护仪，麻醉医师应仔细观察患儿的胸廓运动及口唇颜色。

（蒋琳琳　王心怡）

第 7 章　特殊患儿的麻醉

第一节　合并呼吸系统疾病的患儿

一、慢性鼻溢液

唇腭裂患儿常有慢性鼻溢液，是由于喂食后食物反流鼻咽腔造成，有时候难于与呼吸道感染症状区别。是否存在发热、流脓涕、咳嗽、肺部干湿鸣音和白细胞计数增多等有助于与支气管炎、鼻窦炎或上呼吸道感染等疾病鉴别。患儿家长提供的原来有无慢性溢液或溢液在外观及程度上有无改变等病史往往也可帮助诊断。

二、上呼吸道感染

上呼吸道感染（upper respiratory infection，URI）为唇腭裂患儿的常见疾病，尤其在冬季。典型的症状包括鼻涕、咽部充血、咳嗽、发热。发病期间由于炎症因素呼吸道处于反应激惹状态，围术期憋气、喉痉挛、支气管痉挛、氧饱和度降低等合并症的发生率会明显增加。URI 患儿的气道高反应性可持续 6 ～ 8 周，而且刚恢复的儿童气道相关性疾病的发生率也会有增加。有上呼吸道感染史或目前存在上呼吸道感染的患儿应引起麻醉医师的足够重视，既往大样本前瞻性研究发现上呼吸道感染患儿围术期发生相关气道合并症的可能性较正常患儿高出 4 ～ 7 倍，全身麻醉和气管插管者则高出 11 倍。而且年龄愈小其危险性愈高。1 岁以内的婴儿则更加危险。

一般认为，小龄儿童单纯上呼吸道感染 2 ～ 4 周，呼吸道的应激性均较高。对于小龄儿童择期手术是否需要推迟到 2 ～ 4 周以后应考虑患儿上呼吸道感染的严重程度和上呼吸道感染发生的频繁程度以及外科病情。如果上呼吸道感染累及支气管且分泌物较多（咳嗽且痰多）或者小儿体温在 38℃以上最好延后手术。通常体温在 38℃以上提示感染，38℃以下不能排除感染但可能性小。目前并不确定伴有 URI 的患儿需等待多久进行手术较安全。即使取消手术，若在 2 周后重新安排或等待感冒症状消失后再进行手术也并不会明显降低气道相关性疾病的发生率。对经常患 URI 的患儿，只能避开发热和肺炎时期而选择相对安全的时机实施手术，并向家属、外科医生交代喉痉挛、支气管痉挛以及低氧血症的发生率会增加。一旦出现这些情况应及时处理，只要认真、细致的监测和治疗，大部分情况可以得到及时解决。

临床上若患儿有咳嗽、咳痰的症状，须待所有症状消失 1 ～ 2 周再考虑手术；若肺部听诊有明显干湿鸣音者，也须待干湿鸣音消失 1 ～ 2 周后手术，偶有轻微干咳，无其他上感症状，方可以考虑手术 ；仅有体温升高（超过 38℃）而无其他症状者，待体温正常 3d 后可以手术。

对于 URI 患儿，为了把对气道的激惹性降至最低，应当选择七氟烷进行吸入诱导或选择丙泊酚进行静脉诱导，应当尽快地给予神经肌肉阻断药以防止喉痉挛。一些临床工作者建议给予抗胆碱能药物以减少迷走神经介导的气道并发症，然而并未得到证实。

三、气道高反应性疾病

唇腭裂患者合并的气道高反应性疾病（airway hyper respon-siveness，AHR）包括哮喘、细支气管炎等下呼吸道疾病。

哮喘被定义为可逆性的慢性呼吸道阻塞性疾病，其主要特征为支气管高反应性、炎症和分泌黏液。哮喘的临床表现包括喘鸣、持续干咳、劳力性呼吸困难。在急性恶化期发生显著的呼吸窘迫，表现为胸壁凹陷和继发于支气管阻塞的呼气相延长。近年的研究提示慢性气道炎症是其主要潜在病理生理机制。

哮喘是唇腭裂患儿的一种常见疾病，若控制不佳，围术期可能出现严重的呼吸道问题，部分患儿即使在无症状期也存在肺功能减退。过敏原、室温过低、焦虑、运动和呼吸道感染等，都可能诱发哮喘，导致此类患儿发生急性支气管痉挛甚至气道梗阻。术前访视应仔细询问病史，了解患儿的既往急诊入院史、目前和近期的药物治疗史，既往有无气胸、呼吸骤停、激素治疗和服用支气管药物史。体格检查，如一般生命体征，有无气短、咳嗽、咳痰、喘鸣，有无发绀和听诊呼吸音等对于判断病情也十分重要。尤其需了解患儿应用支气管扩张药的情况，术前药物治疗是否已发挥最大疗效，如果患儿哮喘非常严重而且近几年有住院治疗过，手术前请儿科呼吸专科会诊十分重要，以选择最佳的治疗方案。对于有哮喘史但目前无症状不需要常规药物治疗及有哮喘反复发作需预防给药但不处于活动期的患儿不需要做进一步处理，对于哮喘发作期或缓解期症状加重者则需要延期手术。

哮喘患儿的麻醉管理主要目的是防止哮喘恶化，管理要点包括维持体液平衡、保证肺部分泌物引流通畅、抗感染。在麻醉诱导前需采取措施缓解支气管痉挛程度，给予氧疗、补液、皮下注射肾上腺素、氨茶碱，选择 β_2 受体激动药、激素和抗生素等药物治疗，血气分析有利于判断患儿心肺功能。使用含支气管扩张药的喷雾疗法也可减少支气管痉挛的发生，患儿可持续使用到手术当天早晨，这样在气道管理时药物可以最大限度地发挥作用。手术当日清晨患儿应预防性吸入 β 肾上腺素类药，手术前 1 ～ 2h 患儿口服茶碱类药物。术前给予镇静药可预防因情绪紧张而诱发的哮喘发作。哮喘患儿通常服用 α 肾上腺素类药或茶碱类药治疗，应在手术前测定血浆药物浓度。麻醉诱导要平稳，用挥发性麻醉药和减低气道反应且无组胺释放的阿片类药物或氯胺酮维持麻醉深度。长期服用激素治疗的哮喘患儿手术期间仍然需要补充激素，以预防肾上腺皮质功能不全发生。此类患者需要在较深麻醉状态下拔管，避免在苏醒过程中喉痉挛及支气管痉挛的发生。

第二节　合并颅颌面畸形的患儿

唇腭裂畸形与近150种综合征相关，往往在系统回顾中会有各种发现。其中，以颅颌面畸形综合征较为多见。最常见的是 Pierre-Robin 综合征，具有小下颌、腭裂和舌后坠等畸形。尽管 Pierne-Robin 综合征患儿的气道缺陷可随年龄增长得到缓解，但早期施行腭裂修复手术有助于改善其气道畸形、进食和提高语言能力。另一种常见的综合征是 Klippel-Feil 综合征，包括脊柱融合、颈胸椎侧凸和高颧弓等畸形特征。脊柱融合可造成颈部后仰严重受限。在这些颅颌面畸形综合征的患儿中，处理气道困难成了麻醉管理的主要问题。有些患儿术前气道梗阻症状明显，表现为夜间睡眠打鼾，甚至出现阻塞性睡眠呼吸暂停综合征。但对于那些未出现明显症状者，也需警惕其存在气道困难的潜在危险。长期慢性气道梗阻可引起一系列血气方面的变化，将导致轻度低氧、二氧化碳蓄积发生，最终造成肺动脉高压形成肺源性心脏病。

有些颅颌面综合征患儿除明显的头颅、口腔颌面部、唇腭裂等畸形外，可同时存在一些需经特殊检查才能发现的畸形。如 Apert 综合征除有突眼、眶距增宽、腭裂外，可伴有脑积水、心血管畸形、多囊肾等。这些并存的先天性畸形将对患儿全身体格状况有重要影响。这部分患儿首先应检查患儿是否存在气道困难或重要脏器畸形及其严重程度。

唇腭裂常见伴发综合征和相应的麻醉指南列举，见表 7-1。其中最常见的综合征或序列征是 Pierre-Robin 序列征、腭 - 心 - 面综合征（VCFS）和 Stickler 综合征。

表 7-1　伴发唇腭裂的综合征及麻醉意义

综合征	麻醉意义
Van der Woude 综合征	伴下唇瘘畸形
Pierre Robin 序列征	小下颌、舌后坠、气道狭窄，面罩给氧及插管困难
Velocardiofacial 综合征	22 号染色体微缺失、先天性心脏病、发育迟缓、新生儿高钙血症、T 细胞免疫缺陷病，插管困难
Stickler 综合征	Mafan 综合征表现，有可能表现 Pierre-Robin 序列征、关节松弛、二尖瓣脱垂，如果伴发小下颌，插管较困难
DiGeorge 综合征	与腭 - 心 - 面综合征相同的染色体畸形
Popliteal pterygium 综合征	眼睑、口腔、视网膜、生殖器畸形
Ectrodactyly-ectodermal clefting 综合征	三联征缺趾畸形、外胚叶发育不全、唇腭裂，有可能体温过高
Goldenhar 综合征	半侧颜面发育不全，眼球皮样囊肿，肋骨、脊椎、锁骨异常，先天性心脏病；可能插管困难，考虑术前预防应用抗生素
Treacher-Collins 综合征	颅面裂、小下颌，阻塞性睡眠呼吸暂停，有可能伴发先天性心脏病；或许插管困难，考虑术前预防应用抗生素
Crouzon 综合征	颅缝早闭、面中分发育不足、眼球突出、气道梗阻，通气困难或插管困难
Sprintzen 综合征	与腭 - 心 - 面综合征相同的染色体畸形
Kippel-Feil 综合征	短颈、小下颌，有可能先天性心脏病；气管插管困难，需要术前应用抗生素
Trisomy 13 综合征	小下颌、先天性心脏病、发育迟缓。肾畸形，有可能插管困难，考虑术前应用抗生素，术前检查肌酐含量
Trisomy 18 综合征	小下颌、先天性心脏病、发育迟缓、肾畸形、牙发育不全，有可能插管困难，考虑术前应用抗生素，术前检查肌酐含量
Trisomy 21 综合征	巨舌症、声门下狭窄、阻塞性睡眠呼吸暂停综合征、肺性高血压、肺炎、甲状腺功能减低症、寰枢椎不稳定，使用预期小号的气管内套管，考虑术前应用抗生素

摘自：石冰、郑谦译 . 唇腭裂综合治疗学 . 北京：人民卫生出版社 ,2011，13：220-221

对于唇腭裂患儿预计的困难插管，手术前应准备各种困难插管设备，包括纤维支气管镜、光导管和各种型号的气管导管。患儿在清醒状态下就应该开放静脉通道，但在下列情况时可以全身麻醉诱导后开放静脉通道：患儿不合作，估计外周静脉穿刺困难，并确认患儿不会面罩通气困难。诱导前应给予静脉或口服抗腺体分泌药物。决定清醒插管或快速诱导插管是处理唇腭裂患儿困难气道的第一步。尽管应用镇静药，患儿也很难配合清醒插管。但是如果考虑面罩通气困难且置入口咽通气道或喉罩等辅助通气工具仍然无法纠正缺氧，则需要采用清醒插管技术。上呼吸道的表面局部麻醉对于清醒插管有很大帮助，患儿常可采用喷雾器进行表面麻醉。缓慢加深麻醉的同时保留自主呼吸也是一种常用的经典方法。保留自主呼吸下插管可避免操作者过分紧张，也可避免呼吸失控。保留自主呼吸的方法可以在 2% ～ 3% 七氟烷面罩吸入维持下，给予咪唑安定 0.05 ～ 0.1mg/kg、1μg /kg 左右芬太尼、1 ～ 1.5mg/kg 丙泊酚，不用任何肌肉松弛药。七氟烷减弱咽喉反射的效果较好，但若不辅助丙泊酚进行插管操作，则喉痉挛的发生率增加。

困难插管的处理应首先考虑专业的间接插管工具，其次是弯曲喉镜，因为直接喉镜会增加气道水肿和出血的可能性，导致插管成功性减小。纤维支气管镜是目前患儿困难插管最确定的方法。近年来麻醉医师可以更熟练地使用超细纤维支气管镜，它们可以放在内径 2.5mm 或 3mm 的气管导管中，且视屏质量已有很大提高，实施明视下引导插管，对存在困难气道的唇腭裂患儿可提供很大的帮助。

经鼻盲探插管在婴幼儿中很少能获得成功。由于婴儿的喉头位置（C_2 ～ C_4）比成年人（C_4 ～ C_6）更向前和向头侧，新生儿的声门下腔偏向后向下等解剖因素的影响，使得经鼻盲探插管时气管导管常难以调整到位。另外，婴幼儿的咽喉组织受到机械刺激后易发生水肿，1mm 的水肿能使气道横截面减少 50% 以上，严重水肿时可导致通气道的完全阻塞。因此，对婴幼儿应尽量采用明视下气管插管，以减少盲探插管所造成的损伤。

极少数的患儿即使使用纤维支气管镜等插管工具也会插管失败，麻醉医师可选用其他替代方法，常用的是逆行插管或气管切开，但这对于小儿是比较困难的，很容易出现并发症（如出血）。唇腭裂修复手术属于择期手术，且某些困难气道因素会随着患儿的生长发育得到部分改善（如 Pierre-Robin 综合征），麻醉医师可以选择取消手术，改期进行。

第三节　合并先天性心脏病患儿

唇腭裂患者伴先天性心脏病的发生率为 3% ～ 7%，是第三种常见的伴发畸形，主要包括单纯的房间隔、室间隔缺损和法洛四联征。有些患儿无临床症状，常未被发现。患儿母亲叙述其平时喂食困难，存在易疲乏、口周发绀等表现，尤其是喂食、运动或哭闹时。若患儿出现皮肤黏膜发绀，则多提示伴有动静脉血液分流、循环缺氧严重。这类患儿存在呼吸、循环代偿功能减退的问题。麻醉医师对患儿先心病要有足够的认识，在首次接触患儿时可以发现其异常病史及体征，而后及时请儿科医师进一步会诊并完善必要的检查。

合并先天性心脏病的患儿在行唇腭裂修复术前应进行充分准备。先天性心脏病可分为非紫绀型和紫绀型。非紫绀型先天性心脏病可分为左向右分流型和无分流型，唇腭裂患儿常见的单纯房间隔和室间隔缺损为左向右分流。紫绀型先天性心脏病可分为右向左分流或以向右为主的双向分流型。体检时应检查是否有身体发育迟缓，指甲及口唇发绀（哭闹及运动时显著）以及呼吸增快。通过心电图检查了解心肌供血及传导功能等。胸部X线检查了解有无肺部感染。一般情况下非紫绀型的先天性心脏病患儿可耐受麻醉和手术，紫绀型则耐受性差，且该类患儿红细胞、血细胞比容和血红蛋白代偿性增高，血液黏滞度增加易形成血栓。超声心动图检查可以了解先天性心脏病的类型，有无血液分流、分流的类型及分流量。对于右向左分流有明显肺动脉高压患者常存在不同程度的慢性缺氧，容易引起代谢性酸中毒，这类患儿应先行心脏手术，待病情稳定后再行唇腭裂手术。

对于心脏手术后的唇腭裂患儿，麻醉医师应确定这类患儿的心功能是否已恢复正常，但需要强调的是，即使循环表现正常，也不能完全肯定心功能正常，接受过心脏手术的患儿都可能由于心室切开造成心功能障碍，而由心房切开造成心功能障碍的可能性比较低。即使某些创伤性较小的操作也很可能会由于病理性心律失常而猝死。术前应仔细回顾他们的病史，必要时复查超声心动图，如果术中出现心律失常不断恶化，应及时处理并请心脏专科医师会诊。

第四节　其他特殊患儿

一、早 产 儿

早产儿中唇腭裂发生率比较高。一般而言，年龄越小，手术麻醉风险越大。早产儿全身麻醉后出现呼吸暂停和心动过缓等并发症的发生率明显高于足月儿。Steward 报道了 71 例新生儿手术病例。其中，33 例是早产儿，出生体重为 650 ～ 2250g，手术年龄为出生后 3 ～ 8 周；38 例是足月儿，出生体重为 2570 ～ 7200g，手术年龄为出生后 1 ～ 36 周。足月儿组仅有 1 例出现并发症，很少有呼吸暂停。而早产儿组中有 11 例（占 33 %）出现并发症，最多的是呼吸暂停，发生在术中或术后 12h 之内。这些严重并发症的发生率和持续时间长短与妊娠后年龄密切相关。妊娠后年龄的计算是从受精卵产生至小儿出生后当前阶段为止，即出生时孕龄加上出生后年龄。文献报道中有关进行择期手术的安全时机的妊娠后年龄，尚无统一定论。Gregory 等认为应是妊娠后 44 周，

Kurth 等则主张为妊娠后 60 周。目前，临床上较多采用妊娠后 44 周作为早产儿实施手术的相对安全年龄。早产儿不仅在围术期中易发生呼吸抑制，而且术后因吞咽不协调其进食时气道的防御功能也存在缺陷，故对于早产儿至少要求术后严密观察 24h，以防意外发生。

此外，妊娠后年龄＜ 44 周的早产儿，吸入高浓度氧后发生晶体后纤维增生症的易感性显著增加。这一时期中，若实施择期手术，需应用相对低的吸入氧浓度以使 PaO_2 不致过度升高。氧过多存在潜在危险，但低氧血症也会导致永久性的脑损害甚至死亡。因此，一旦术中须增加氧供时应立即给予提升氧浓度。

二、贫　血

新生儿在出生后 3 个月中，逐渐由出生时的胎儿血红蛋白转变为与成年人相同的血红蛋白。故出生后 2 ～ 3 个月的时期即是血红蛋白处于最低值的所谓生理性贫血期，以后随时间推移逐渐恢复至正常。严重贫血可导致重要脏器血供、氧供减少，并与围术期心脏停搏发生率的增加相关，故应暂缓手术。唇腭裂修复术的时机恰好在 3 ～ 5 个月，这一阶段中患儿的贫血状况很可能还未出现明显改善，若手术范围相对较大如双侧整复时，则应推迟择期手术日期至血红蛋白数量恢复，以策安全。

三、营养与发育不良

唇腭裂患儿常有喂食困难，其整体的营养及生长发育情况常较正常同龄儿差。可以从体重、身高、头围的测量数据上表现出来。这类患儿全身状况不佳，麻醉用药应视其具体情况而定，避免过量。由于合并其他严重畸形或患儿母亲缺乏相关经验，唇腭裂患儿还常伴有轻度慢性脱水。当患儿术前禁饮禁食后，其脱水程度将会进一步加重，在腭裂手术中尤须注意，有可能导致在失血的情况下输血输液量的估计不准确。有报道表明，给予患儿术前 2h 进食清淡液体并不会增加胃酸量或胃容量，却可使脱水症状得到改善，但胃排空奶制饮料或母乳速度较清淡液体慢，则不宜喂食。

四、发　热

选择性手术前低热在儿童中很常见，如果患儿仅有 0.5 ～ 1.0℃的体温增高而无其他相关症状，不是全身麻醉的禁忌证。如果发热与近期开始的咽炎、鼻炎、中耳炎、脱水或其他疾病相关，需要考虑手术延期进行。必须对发热患儿进行麻醉时，麻醉诱导前应尽量降低体温，方法包括静脉输入冷液体和物理降温，从而降低氧耗量。不使用阿司匹林，因为它可能干扰血小板功能；乙酰氨基酚口服吸收迅速，在数分钟内达到血药浓度；直肠给药需要 60min 才能达到明显的血药浓度。

五、精神、神经发育迟缓

唇腭裂患儿可能并发精神、神经发育迟缓和心理障碍，包括有 30 多种不同类型，较常见的有单纯家族性发育迟缓、Down 综合征、孤独症、苯丙酮尿症。家族性发育迟缓外表特征不明显，麻醉选择要与儿童的意识及合作水平相适应。Down 综合征常伴有先天性心脏病及其他类型的先天性疾病，也可伴有第 2 颈椎感觉减弱合并韧带松弛综合征，导致头颈屈曲时寰枕关节半脱位或脱位，造成脊柱损伤。

孤独症患儿很难相处，拒绝任何外界事物，自我封闭。孤独症患儿的治疗需要按个体加以区别。其他精神发育迟缓的儿童，麻醉诱导时如果父母在场能起到安抚效果，术前口服咪达唑仑有镇静作用，并且可以增强与麻醉医师的合作。

（刘　乐　王　淼）

第 8 章　唇腭裂术后疼痛管理

唇腭裂是口腔颌面部常见的先天性畸形，唇腭裂常与齿槽突裂等并发，只有对各个部位的畸形采取综合性的手术治疗才能获得满意的治疗效果。为了尽早进行语音功能训练和改善喂养困难，近年来多主张唇裂修复术在患儿 3 ～ 6 个月龄时施行，腭裂修复术在 10 ～ 18 个月龄时进行，而患儿 8 ～ 9 岁期间则可施行齿槽突裂的骨移植手术。可见，唇腭裂畸形修复的整个手术治疗过程基本上都是在儿童时期完成的，而且大部分手术需要在 3 岁以前的婴幼儿时期施行。因此，对唇腭裂手术患儿进行术后镇痛，除了要考虑到手术方式和部位的特殊性，而且还要熟悉患儿术后镇痛的基本知识，选用适合的镇痛方法和治疗手段，才可能使患儿安全舒适地度过术后急性疼痛期。

第一节　儿童镇痛的相关背景

疼痛是人体一种固有的主观感受，它不仅仅是一种简单的感觉，同时还是具有情感、认知和行为的综合反应过程。国际疼痛研究学会（International Association for the Study of Pain，IASP）将疼痛确认为继呼吸、脉搏、体温和血压之后的“人类第 5 大生命体征”，2004 年 IASP 将 10 月 11 日定为“国际镇痛日”。过去由于对儿童疼痛的认识不足，认为儿童感觉不到疼痛，对疼痛无记忆，导致对儿童疼痛的治疗一直处于相对滞后的状态。随着对儿童疼痛机制的不断深入研究发现，与成年人相比较，由于缺乏中枢抑制和容易发生更强烈的免疫反应等因素，婴幼儿可能对疼痛更加敏感，更有可能经历较成年人更加剧烈的疼痛。此外，术后的疼痛经历会对婴幼儿产生长期的影响，诸如术后长期的行为学改变以及对疼痛耐受能力的降低，这些都将直接影响到儿童今后情感及社会活动能力的发育和成长。因此，2005 年 IASP 又将 10 月 17 日定为“国际儿童镇痛日”，主题为控制儿童的疼痛。但是，根据美国儿童医学会和疼痛医学会的权威调查发现，相当数量的儿童仍然存在疼痛治疗不足的情况。目前，在国外已经建立了专门处理儿童疼痛问题的医疗小组。但在国内，由于部分镇痛药物在儿童使用中受到限制，加上对镇痛药物不良反应的过度担心，导致儿童疼痛的治疗工作严重滞后，远不如成年人普及。为此，针对这一现状，2014 年中华医学会麻醉分会儿科麻醉学组织专家组制定了“儿童术后镇痛的专家共识”，该“共识”为儿童术后镇痛提供了推荐性意见。

第二节　疼痛的评估

良好的疼痛评估是发现和有效治疗疼痛的前提，但是由于发育、认知和情感的不同，儿童对疼痛的概念化和定量存在困难，儿童患者的疼痛很难准确评估。目前还没有任何一种量表能够作为理想的评估手段适用于所有种类的疼痛和各个年龄段的儿童，目前儿童的疼痛主要从 3 个方面进行评估，即自我评估、面部表情评估和生物学评估。

一、评估方法

1. 自我评估　患儿根据提供的量表自己评估和描述疼痛的严重程度，这也是疼痛评估的金标准，与成年人疼痛评估的方法相同。

（1）视觉模拟评分（visual analogue scale，VAS）：通常采用一条 10 cm 长的直线，两端分别表示“无痛”（0cm）和“想象中最剧烈的疼痛”（10cm），患儿根据自身疼痛剧烈程度，在直线的相应部位做记号，然后测量从无痛端到记号之间的距离，测量出的厘米数即为疼痛评分。

（2）数字等级评分法（numerical rating scale，NRS）：是将疼痛程度用 0 ～ 10 这 11 个数字表示。0 表示无痛，10 表示剧痛。患儿根据个人疼痛感受在其中一个数字做记号。1 ～ 3 为轻度疼痛，4 ～ 7 为中度疼痛，7 以上为重度疼痛，见图 8-1。

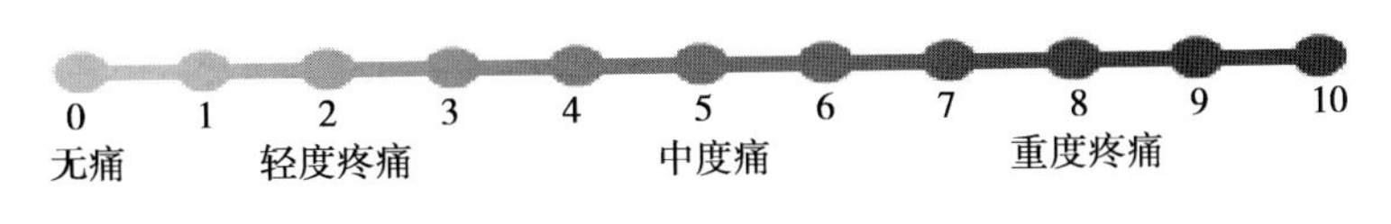

图 8-1　数字等级评分法

2. 面部表情评估　医务工作者或患儿监护人员根据患儿的面部表情，与面部表情图比对后进行疼痛评分。

（1）脸谱疼痛评分法：适用于婴幼儿，见图 8-2。

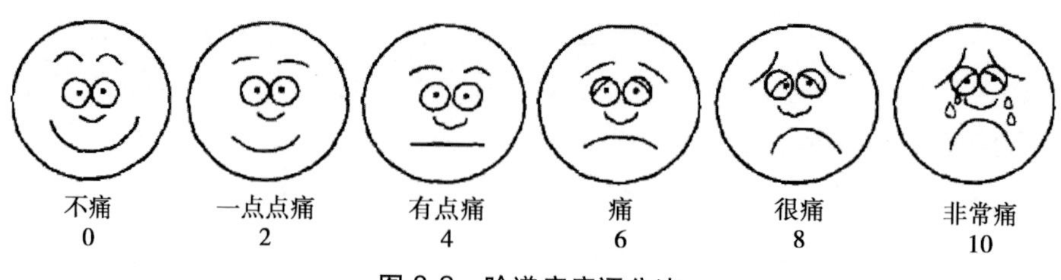

图 8-2 脸谱疼痛评分法

（2）改良面部表情评分法。适用于学龄儿童和青少年，见图 8-3。

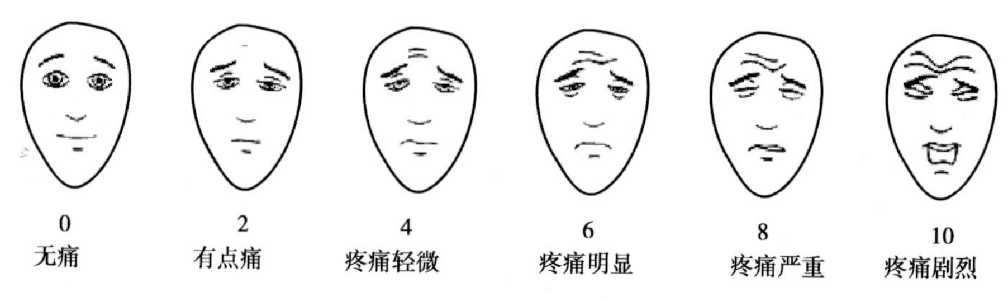

图 8-3 改良面部表情评分法

3. 生物学评估 根据患儿与疼痛相关的行为学和生理学表现或对患儿监护人提供的与患儿疼痛相关行为表现的叙述进行评估，这种方法适用于婴幼儿或存在交流困难的患儿。

（1）CRIES 评分表：CRIES 评分法由美国 Missouri 大学制订，CRIES 是由哭闹（crying）、维持氧饱和度 > 95 % 是否需要吸氧（requires O_2 saturation）、循环体征（increased vital signs）、表情（expression）和睡眠困难（sleeplessness）5 项指标英文的首位字母组成，通过哭泣、呼吸、循环、表情和睡眠对患儿的疼痛等进行评估（表 8-1）。各项相加后总分最低 0 分，最高 10 分，分数越高，疼痛越严重。1 ~ 3 分为轻度疼痛，4 ~ 6 分为中度疼痛，7 ~ 10 分为重度疼痛。疼痛评分 > 3 分需要进行镇痛治疗。

表 8-1 CRIES 评分

	0	1	2
Crying（哭泣）	无	哭泣声音响亮，音调高	不易被安慰
Requires O_2 saturation（维持 SpO_2 > 95% 是否需要吸氧）	否	氧浓度 < 30%	氧浓度 > 30%
Increased vital signs（循环体征）	心率和血压 < 或 = 术前水平	心率和血压较术前水平升高 < 20%	心率和血压较术前水平升高 > 20%
Expression（表情）	无特殊	表情痛苦	表情非常痛苦 / 呻吟
Sleeplessness（睡眠困难）	无	经常清醒	始终清醒

(2) FLACC 评分：FLACC 评分包括小儿面部表情（face）、腿的动作（leg）、活动度（activity）、哭闹（cry）和可安慰性（consolability）5 项内容（表 8-2）。FLACC 评分常用于 2 个月至 7 岁的有认知障碍或不能良好沟通的患儿术后疼痛评估，分值 0 ~ 10 分。

表 8-2　FLACC 评分

	0	1	2
Face（脸）	微笑或无特殊表情	偶尔出现痛苦表情，皱眉，不愿交流	经常或持续出现下颚颤抖或紧咬下颚
Leg（腿）	放松或保持平常的姿势	不安，紧张，维持于不舒服的姿势	踢腿或腿部拖动
Activity（活动度）	安静躺着，正常体位，或轻松活动	扭动，翻来覆去，紧张	身体痉挛，成弓形，僵硬
Cry（哭闹）	不哭（清醒或睡眠中）	呻吟，啜泣，偶尔诉痛	一直哭泣，尖叫，经常诉痛
Consolability（可安慰性）	满足，放松	偶尔抚膜拥抱和言语可以被安慰	难于被安慰

二、评估方法选择

0—3 岁的新生儿和婴幼儿缺乏必要的认知和语言表达能力，不能明确描述疼痛，只能通过临床观察患儿的行为和生理体征来判断其是否存在疼痛以及严重程度，这个阶段的疼痛评分可采用 CRIES 评分。发育正常的学龄前儿童（3—7 岁），有一定的语言表达能力，能用简单的词汇对疼痛进行描述，且能对疼痛进行定位，并用“多”与“少”来区别程度，有些儿童甚至能联系以前的疼痛经历来说明现在的疼痛，该年龄段儿童可以通过儿童专用的疼痛测量工具如面部表情评分法；不能良好沟通的患儿可使用行为学评估方法如 CRIES 评分和 FLACC 评分。学龄后儿童（7—14 岁）已经具有良好的认知和表达能力，能够准确提供疼痛的相关信息，可以使用成年人的疼痛评估量表进行自我评估。需要注意的是，上述任何一种评估方法都有其优点和局限性，都不能准确有效地评估所有患儿的所有类型的疼痛，只有综合使用多种评估方法才能更客观、更准确地反映患儿的疼痛状况。同时，为了准确有效地评估疼痛，必须与患儿和患儿监护人进行充分的交流，并且要定期评估和做详细记录，这样才能保证疼痛得到有效和安全的治疗。

第三节 唇腭裂患儿术后镇痛的特点

儿童与成年人之间除了解剖、生理、药效和药代动力学不同外，儿科患儿还有影响术后镇痛效果的特有障碍：大脑皮质发育不完善，皮质下常处于释放状态，疼痛的敏感性高，年龄越小则越易感受疼痛；器官功能发育不完善，代偿能力差，各项生理指标易发生急剧变化；肝肾功能发育相对不成熟，血浆蛋白水平低，蛋白结合能力低下，血浆游离药物浓度高，容易引起镇静过度或呼吸抑制；对患儿疼痛程度的评估十分困难。另外，唇腭裂患儿手术部位紧邻呼吸道，口咽部手术创面组织水肿、腭咽肌瓣等术式导致术后鼻腔不通畅及碘伏等外加填塞物的影响，都可能导致患儿对镇痛药物的呼吸抑制作用更加敏感，容易导致急性呼吸道梗阻。因此，在对唇腭裂患儿进行术后镇痛是一定要格外小心，选用合适的药物和方法，进行严密的监护，才能确保疼痛治疗安全、有效性地进行。

第四节 术后疼痛治疗

适合成年人的术后镇痛方法基本上都能用于儿童。但儿童不是缩小的成年人，应该根据患儿的年龄、体重、手术部位、创伤大小实施个体化的镇痛方法。另外，心理学的干预、情感的支持以及其他非药物的治疗方法同样起到重要的治疗作用。

一、药物治疗

1. 非甾体类抗炎镇痛药（nonsteroidal anti-inflammtory drugs，NSAIDS） 逐渐受到重视，主要用于治疗轻度至中度疼痛，与阿片类药物合用能有效地对严重疼痛进行治疗。NSAIDS 类抗炎药不抑制呼吸，也不会产生长期依赖，治疗儿童术后疼痛非常有效，用于唇腭裂患儿术后镇痛优势明显。NSAIDS 用于术后镇痛的主要指征是：①中小手术后镇痛；②与阿片类药物联合治疗严重疼痛，减少阿片用量；③治疗 PCA 停用后的残留痛；④术前给药，发挥其抗炎和抑制神经系统痛觉敏化作用。

（1）阿司匹林（asprin）：是最古老、经典的药物，由于阿司匹林能引起雷尔综合征（Reye syndrome），甚至发生某些高敏反应，因此已不用于儿童。

（2）对乙酰氨基酚：又名扑热息痛，该药抑制中枢前列腺素合成，抑制 P 物质介导的痛觉过敏反应和调节脊髓痛觉过敏性 NO 的产生，是治疗轻度疼痛的镇痛药，也是治疗中重度疼痛的辅助药物。口服剂量为 15 ～ 20mg/kg，每隔 4h 可以重复用药。直肠给药吸收时间不确定，一般给药后 2 ～ 3h 可达到血浆峰值，直肠用药剂量为 30 ～ 40mg/kg。欧洲一些医疗中心常规术前直肠给予患儿对乙酰氨基酚栓剂 40mg/kg，用以减少术后疼痛，约 50%的日间手术儿童不再需要吗啡等阿片类药物。儿童每日最大剂量为 100mg/kg，婴儿为 75mg/kg。

（3）其他 NSAIDS：布洛芬（Ibuprofen）、酮洛酸（ketorolac）、双氯芬酸（diclofenac）等 NSAID 类药物都已在儿童中使用，均被证实具有良好的镇痛作用，胃肠道症状较成年人少见，且安全剂量范围较大，故在唇腭裂患儿术后轻至中等程度疼痛的治疗时可以考虑使用，特别是在接受一期唇腭裂修复术的小婴儿中使用优势明显，因为不必担心呼吸抑制的发生。

其中，布洛芬是唯一不良反应最少，且安全证据最多的药物，＞ 6 月龄婴儿单次口服剂量为 10mg/kg，6 ～ 8h 可重复给药，每日最大剂量为 40mg/kg。1 ～ 3 岁患儿可以使用布洛芬栓剂塞肛，用法根据生产厂家提供的药品规格和使用方法来确定，一般每次 50 ～ 100mg，4 ～ 6h 可以重复用药，但总量不能超过口服每日最大剂量。

酮洛酸即可以静脉注射又可以口服用药，能有效地用于儿童的术后镇痛。但因为影响血小板聚集，有出血的危险，使用酮洛酸的时间不能超过 5d，手术创面较复杂的腭裂术后患儿最好不使用。推荐静脉剂量 0.5mg/（kg • h），每日最大剂量＜ 2 mg/kg。口服剂量为 12 mg/kg，间隔 6h 可重复给药，每日总量不能超过 4 mg/kg。

双氯芬酸钠常被用于口腔科门诊手术后的疼痛治疗，同样具有可靠的镇痛作用，推荐用于 1 周岁以上儿童，口服剂量为 1mg/kg，间隔给药时间为 8h，总量不超过 3mg/kg。如果口服存在困难，同样可以选择栓剂，儿童专用栓剂为每颗 12.5mg，每次 1 粒，给药间隔 8h，每天不超过 3 粒。

除了以上介绍的几种 NSAIDS，还有许多新型药物已经上市，如帕瑞昔布、塞来昔布、氯诺昔康等，由于在儿童中使用的安全性和有效性还没有得到系统的验证，因此还没有被批准在儿童中使用，但国内外已经有相当数量的临床使用文献报道。

2. 局部麻醉药　局部麻醉药作用部位局限，对患儿全身影响小，眶下神经阻滞常被用于唇腭裂患儿的手术麻醉和术后镇痛。小儿术后镇痛治疗中辅以神经阻滞麻醉，不仅可以减少其他镇痛药物的用量，而且可以提高镇痛效果。可以用于术后镇痛的局部麻醉药很多，一般选用长效局部麻醉药，在局部麻醉药中加入肾上腺素，用以延长局部麻醉药作用时间。常用长效局部麻醉药有布比卡因、左旋布比卡因和罗哌卡因等。

（1）布比卡因：价格低廉，作用时间长，但该药对中枢神经系统和心脏的毒性较强，使用时要格外小心，切记不要超量和误入血管，常用浓度为0.0625%～0.25%，单次最大剂量婴儿2mg/kg、儿童2.5mg/kg。

（2）左旋布比卡因：是布比卡因的消旋体，作用时间与后者相当，但对神经系统和心脏的毒性明显弱于后者，常用浓度为0.0625%～0.25%。

（3）罗哌卡因：也属长效酰胺类局部麻醉药，与布比卡因麻醉强度比为1.2：1，但对神经系统和心脏的毒性明显弱于后者。与布比卡因相比，罗哌卡因心脏毒性特点表现为：①减慢心率的作用小；②对心肌收缩力的抑制轻；③房室传导阻滞作用小；④室性心律失常很少；⑤达心脏毒性水平后，所有离体心脏均可电复律。除此外，罗哌卡因还具有高度的感觉/运动神经分离阻滞特性，高浓度下也可产生深度感觉和运动神经分离阻滞，低浓度时几乎只产生感觉神经阻滞。由于上述优点，临床使用中布比卡因已经逐渐被罗哌卡因所取代，常用浓度为0.0625%～0.25%，单次最大剂量为婴儿2mg/kg、儿童2.5mg/kg。

小儿唇裂手术结束后拔管前，由外科医生根据手术范围采用单侧或双侧眶下神经阻滞，术后联合使用其他NSAIDS镇痛药，不仅可以取得满意的镇痛效果，而且不必担心使用阿片类镇痛药导致的呼吸抑制的发生。

3. 阿片类药物　阿片类药物作为平衡镇痛或多学科镇痛的一部分，是运用最广泛的镇痛药，常用于中到重度的疼痛治疗。它能单独或与非甾体类抗炎药一起用于小儿的术后镇痛。吗啡、芬太尼和舒芬太尼是最常用的药物。

（1）吗啡（morphine）：新生儿和＜2岁的婴儿由于蛋白结合率和代谢率较低，吗啡的消除半衰期较长，使用时只需用常规推荐剂量的1/4～1/2。儿童的吗啡药动学与成年人相似，给予正确剂量对所有年龄的儿童均安全有效。由于吗啡有组胺释放作用，哮喘患儿应尽量避免使用。常用方法：①口服［婴儿80μg/（kg·4～6h），儿童200～500μg/（kg·4h）］；②静脉和皮下输注（起始剂量：婴儿25μg/kg、儿童50μg/kg，根据患儿反应确定静脉和皮下持续输注速率，10～25μg/（kg·h）；③7岁以上儿童可行病人自控镇痛（PCA）［冲击剂量10～20μg/kg，锁定时间5～10min，背景剂量0～4μg/kg·h）］。

（2）芬太尼（fentanyl）：芬太尼为强效镇痛药，其脂溶性比吗啡强，起效快，作用时间较短，可以经皮肤或黏膜使用。持续静脉输注随着输注时间的延长，其消除半衰期相应延长，因此要在严密监测下使用，防止呼吸抑制的发生。使用方法及推荐剂量：①单次静脉注射0.5～1μg/kg，婴儿须减量；②持续静脉输注0.3～0.8μg/（kg·h）；③PCA负荷剂量0.5～1μg/kg，背景剂量0.15μg/（kg·h），锁定时间20min，单次冲击剂量0.25μg/kg，最大剂量为1～2μg/（kg·h）。

(3) 舒芬太尼（sufentanil）：为芬太尼的噻吩基衍生物，是镇痛作用最强的阿片类药物，镇痛强度为吗啡的 1000 倍，芬太尼的 7 ～ 10 倍。脂溶性较芬太尼强，易于透过血 - 脑屏障，起效迅速。使用方法及推荐剂量：①单次静脉注射 0.05 ～ 0.1μg/kg；②持续静脉输注 0.02 ～ 0.05μg/（kg • h）；③ PCA 负荷剂量 0.05 ～ 0.1μg/kg，背景剂量 0.03 ～ 0.04μg/（kg • h），单次冲击剂量 0.0lμg/kg，锁定时间 15min，最大剂量为 0.1 ～ 0.2μg/（kg • h）。

(4) 曲马朵（tramadol）：曲马朵是弱阿片类镇痛药，其结构与可待因相似。曲马朵具有弱的 μ 受体激动作用，主要通过中枢机制发挥镇痛作用，但也表现出外周局部麻醉药的特性。曲马朵对术后中度疼痛有效，具有相对无呼吸抑制、对脏器毒性小和抑制胃肠功能作用弱等特点，常被用于儿童术后疼痛的治疗。曲马朵静脉用药推荐剂量：1 ～ 2mg/（kg • 4 ～ 6h），静脉持续输注为 100 ～ 400μg/（kg • h），最大剂量应低于 8mg/（kg • d）或 400mg/d。

阿片类镇痛药的不良反应包括恶心、呕吐、皮肤瘙痒、尿潴留、呼吸抑制、肠绞痛和便秘，少见的不良反应有肌阵挛、烦躁、抽搐等。有不良反应出现时应及时处理，＜ 6 个月婴儿接受阿片类镇痛必须严密监测脉搏血氧饱和度，以便及时发现呼吸抑制的发生。

二、非药物治疗

情感支持、精神抚慰和心理干预等非药物治疗对小儿术后疼痛的治疗也有积极的影响。在多数情况下，采用常规的药物治疗并辅以适当的心理治疗能够获得极佳的镇痛效果。治疗儿童疼痛的心理手段包括分散注意力、做游戏、心理教育、催眠、生物反馈、引导想象等，这些方法通过调节思想、行为和感受来达到减轻疼痛和相关应激。分散注意力和催眠最为有效，蔗糖溶液可以用于新生儿和小婴儿术后镇痛，被认为是目前最有效的新生儿辅助镇痛手段。

（吉　阳）

第9章　麻醉相关并发症及其处理

随着现代麻醉技术的发展，麻醉安全性得到了显著改善，已证实的麻醉死亡率下降为1/200 000～1/300 000。然而，唇腭裂患儿作为一类特殊人群的麻醉风险性仍然很大，尤其是呼吸系统和循环系统的并发症还是影响麻醉安全的重要因素。

第一节　呼吸系统并发症

呼吸系统并发症是威胁患者生命安全的主要原因之一。常见的呼吸系统并发症包括上呼吸道梗阻、支气管痉挛、低氧血症和反流误吸。

一、上呼吸道梗阻

临床上把发生在鼻、口、咽和喉等声门以上部位的梗阻称为上呼吸道梗阻。麻醉期间最常见的上呼吸道梗阻是舌后坠和喉痉挛。舌后坠是由于镇静或者麻醉后肌肉松弛所致。喉痉挛是由于喉部肌肉反射性痉挛收缩，使声带内收、声门部分或完全关闭而导致患者出现不同程度的呼吸困难甚至完全性的呼吸道梗阻。儿童喉痉挛的发生率高于成年人，合并上呼吸道感染的儿童喉痉挛发生率显著增加。

1. 诱因

（1）麻醉期间由于镇静药、镇痛药以及肌松药的应用导致舌后坠是上呼吸道梗阻最常见的原因。

（2）上呼吸道感染引起的高气道反应和口咽部分泌物刺激咽喉部是喉痉挛最常见的原因。小儿较成年人多见。

（3）浅麻醉状态下的机械刺激如吸痰、放置口鼻咽通气道、气管插管或拔管及腭裂整复术等手术操作引起的血液和口咽部水肿也会引起上呼吸道梗阻。

（4）低氧血症和高二氧化碳血症。

（5）患儿禁食时间不足，饱胃患者由于麻醉诱导或拔管时的反流误吸也可以引起上呼吸道梗阻。

2. 临床表现 上呼吸道梗阻临床主要表现为反常呼吸，不同程度的吸气性喘鸣，呼吸音低或无呼吸音，伴有不同程度的氧饱和度下降。发生喉痉挛时：轻度喉痉挛可表现为吸气性喉鸣；中度喉痉挛可表现为吸气和呼气时都出现喉鸣，气道部分梗阻，呼吸“三凹征”；重度喉痉挛可表现为具有强烈的呼吸动作，但气道完全梗阻无气体交换、发绀、意识丧失、瞳孔散大、心搏微弱甚至骤停。

3. 预防

（1）术前积极治疗急性呼吸道感染，必要时延迟手术并请专科会诊。

（2）避免浅麻醉下行气管内插管或进行手术操作，以及对高气道反应患者避免使用对呼吸道有刺激性的药物。

（3）及时清除呼吸道分泌物和血液，对腭裂整复术等手术操作引起的口咽部水肿可使用地塞米松等糖皮质类固醇类药物消除水肿。

（4）避免缺氧和二氧化碳蓄积。

（5）严格掌握禁食时间，防止呕吐误吸。

4. 处理

（1）一般处理：如舌后坠可托起下颌；确认有分泌物时，口鼻吸引，排出分泌物，但不要盲目吸引；放置口咽或鼻咽通气道，严重时可插入气管导管。

（2）喉痉挛的处理：①轻度喉痉挛在去除局部刺激后会自行缓解。②中度喉痉挛面罩加压吸纯氧，必要时静脉注射小量镇静药丙泊酚。③重度喉痉挛的处理：a. 面罩加压吸入纯氧；b. 立即静脉给予丙泊酚 1 ～ 2mg/kg；c. 必要时静脉注射琥珀胆碱 1.0 ～ 1.5mg/kg，然后加压吸氧或立即行气管内插管进行人工通气。④对气管拔管后的通气困难，可以先按照喉痉挛处理。

二、支气管痉挛

支气管痉挛是指麻醉期间因各种原因引起的支气管进行性收缩。呼吸道感染或者肺部感染的患儿，支气管痉挛的发生率增加 10 倍。

1. 诱因

（1）近期上呼吸道感染，曾有支气管哮喘或支气管痉挛发作史易诱发支气管痉挛。

（2）麻醉期间应用了刺激呼吸道增加分泌物和促使组胺释放的麻醉药、肌松药或其他药物。

（3）在支气管平滑肌过度敏感下，外来刺激如气管内插管、反流误吸、气管或支气管内吸痰等都可引起支气管痉挛。

（4）缺氧和二氧化碳蓄积。

2. 临床表现　支气管痉挛主要表现为呼气性呼吸困难，呼气期延长、呼吸费力而缓慢，终致严重缺氧和二氧化碳蓄积并引起血流动力学改变。听诊肺部可闻及哮鸣音。当发生严重的支气管痉挛时，常不能闻及任何呼吸音和哮鸣音。

3. 预防

（1）对急性气道高反应患者及既往有哮喘病史的患者术前应请呼吸专科会诊治疗。

（2）麻醉中避免应用诱发支气管痉挛的药物。

（3）选用局部麻醉药对咽喉部或气管表面进行完善的表面麻醉。

4. 处理

（1）立即停用诱发支气管痉挛的药物，停止气道内刺激如气管内吸痰等操作。

（2）缺氧和二氧化碳蓄积诱发的支气管痉挛，施行间歇性正压通气可缓解；浅麻醉下手术刺激引起的支气管痉挛，需加深麻醉或给肌松药治疗。

（3）药物治疗：①持续雾化吸入 β_2 受体选择性药物如舒喘宁等；②静脉注射糖皮质激素；③静脉注射肾上腺素（1 ～ 2μg/kg）。

三、低氧血症

临床上常以 PaO_2 < 60mmHg，SPO_2 < 90% 定义为低氧血症。低氧血症是麻醉手术后最常见的并发症。

1. 诱因

（1）术前合并有各种右向左分流的先天性心脏病、呼吸道慢性炎症、低蛋白血症、贫血和严重肝肾功能障碍等。

（2）镇静镇痛药及肌松药的术后残余，麻醉过程中吸入氧分压过低等都是引起低氧血症的常见原因。

（3）术后切口疼痛明显抑制患者的咳嗽排痰，可引起低氧血症和肺部感染等并发症。

2. 临床表现　患者发生低氧血症时，可表现为呼吸困难、呼吸抑制和缺氧，同时伴有 SPO_2 低下。心率最初表现为增快，随着缺氧的延长可出现心动过缓最终因各种器官功能衰竭而死亡。

3. 预防

（1）清除呼吸道分泌物，维持呼吸道通畅。

（2）预防反流、误吸和支气管痉挛。

（3）对于苏醒延迟、吞咽及咳嗽反射不健全和通气量不足的患者，术后应留置气管导管。

4. 处理

（1）术后常规吸氧，可明显减少通气不足或低氧血症的发生频率和严重程度。

（2）早期活动和深呼吸。

（3）积极治疗呕吐，反流和误吸。

（4）持续气道正压通气或间歇正压通气。

四、反流与误吸

反流是胃内容物受重力作用或因腹内压力的影响而逆向流入咽喉腔。全身麻醉可抑制气道反射从而使病人发生误吸甚至引起下呼吸道严重阻塞。误吸病人的死亡率为 50% ～ 75%。

1. 诱因

（1）术前及术中应用抗胆碱药、阿片类药和全身麻醉药，特别是肌松药后，可使贲门括约肌松弛，致胃内容物反流。

（2）麻醉诱导时，给予肌松药后，面罩加压给氧使胃内压力迅速升高，致胃内容物反流。

（3）急诊饱胃患者，容易引起胃内容物反流。

（4）全身麻醉后患者没有完全清醒，吞咽呛咳反射尚未恢复就拔除气管插管，也易发生胃内容物反流。

2. 诊断依据

（1）患者有明确的吸入史。

（2）明显的误吸可表现为喘鸣、肺顺应性降低和低氧血症。双肺可闻及湿鸣音，可伴有哮鸣音，严重者可发生呼吸窘迫综合征。

（3）胸部 X 线常于吸入后 1 ～ 2h 出现双肺散在不规则片状边缘模糊影。

3. 预防

（1）对择期手术病人，应严格禁饮、禁食。

（2）实施麻醉前要准备好吸引器，对术中发生反流误吸可能性大的病人，术前应给予 H_2 受体拮抗药。

（3）麻醉诱导做过度通气时，压力不要过大，给氧时间不宜过长，并选用适当的麻醉药物。

（4）当气道保护性反射消失或减弱时，采用快速麻醉诱导压迫环状软骨，并迅速插入气管导管。

4. 处理　处理的关键在于及时发现和采取有效的措施，以减轻呼吸道和肺损害。

（1）一旦发生呕吐物和胃内容物反流，立即将病人置于头低足高位，并将头偏向一侧，迅速吸出口鼻咽腔呕吐和反流物，紧急施行气管内插管。在正压通气前应对气管内导管进行吸引。

（2）怀疑有明显的误吸，应用支气管镜检，同时吸净气管内异物。对严重病例可用 0.9% 氯化钠注射液气管灌洗。

（3）药物治疗：给予支气管解痉药、皮质激素及抗生素等。

（4）纠正低氧血症，给予必要的呼吸支持。

第二节 循环系统并发症

循环系统并发症是围术期威胁患者生命安全的最重要并发症之一。其突然发生，若处理不当，会造成严重后果。围术期常见的循环系统并发症，包括低血压、休克、心律失常、急性心力衰竭甚至心搏骤停。

一、低 血 压

围术期动脉压的高低取决于心功能、有效血容量和外周血管阻力。低血压是指血压降低幅度超过麻醉前 20% 或收缩压降低至 80mmHg。

1. 诱因

（1）术前有明显低血容量而未予以纠正、肾上腺皮质功能衰竭、严重低血糖或心律失常。

（2）全身麻醉诱导时用药量大，药物注射过快可引起血压急剧下降。

（3）各种麻醉药、辅助麻醉药的心肌抑制及血管扩张作用。

（4）过度通气所致的低二氧化碳血症、缺氧所致的酸中毒以及低体温等均可引起低血压。

（5）术中失血和失液过多而未能及时补充。

2. 临床表现　低血压的临床表现为脏器灌注减少体征，如恶心、呕吐、胸闷、出汗、脉搏细速、皮肤湿冷苍白、精神错乱以及少尿等。

3. 预防

（1）对术前有体液欠缺的病人，应根据体液欠缺情况予以充分补充。

（2）对于严重贫血病人，应将血红蛋白升至接近正常。

（3）纠正电解质和酸碱平衡。

（4）对长期接受皮质激素治疗的病人，术前及术中应加大皮质激素用量，以免血压降低后难以回升。

4. 处理

（1）麻醉期间遇到严重低血压，应立即减浅麻醉深度。

（2）加快输液速度，输入羟乙基淀粉（代血浆）制剂有利血压回升。

（3）血管加压药增加血管阻力，减少静脉容积，增加每搏量。

（4）必要时使用多巴胺、去甲肾上腺素及肾上腺素等增强心肌收缩力。

（5）对肾上腺皮质功能不全所致低血压，应及时给予大剂量地塞米松等药物升高血压。

二、休　　克

休克是由多种病因（如创伤、失血、感染、过敏等）造成组织有效血容量减少的急性微循环障碍，导致细胞代谢及重要器官功能障碍的综合征。休克的病因多种多样，能否及时有效地控制致病因素并给予治疗，将直接影响疾病的发展和预后。

（一）分类

1. 病因学分类

（1）低血容量性休克：是小儿休克的最常见类型，多由于失血、失液，血容量急剧减少和血管内容量不足导致心排血量降低。

（2）感染性休克：机体遭受到病原体的侵袭后发生全身感染，引起血流动力学和全身代谢的紊乱而导致组织器官的灌流不足和缺氧等症状。

（3）心源性休克：因心脏泵血功能失常，使心排血量急剧降低导致全身组织器官的灌注不足，不能满足机体代谢的需求。

（4）过敏性休克：外界抗原物质进入体内后产生急性、全身性、强烈的变态反应，造成呼吸、循环急性衰竭。

（5）神经源性休克：如剧烈疼痛和恐惧等强烈的神经刺激，引起血管扩张，有效循环急剧下降可引起休克。

2. 血流动力学分类　低血容量休克、心源性休克、分布性休克和梗阻性休克。

（二）临床表现

休克的临床表现因休克的类型和病因而异，但具有一些共同的特点：面色苍白、四肢湿冷、呼吸急促、脉搏细弱、血压下降、尿量减少、精神萎靡或烦躁不安等。如有呼吸节律不整、皮肤黏膜发绀、四肢湿冷、周身出现花纹、脉搏细速或不能扪及、血压降低或测不出、尿量减少、神志不清或惊厥，多已发展至休克晚期，病情严重且常可伴有多器官功能衰竭。

（三）处理

1. 治疗原发病，尽早去除引起休克的原因。

2. 尽快恢复有效循环血容量，维持循环稳定和组织器官的灌注。①通过适当的体液治疗，迅速恢复有效循环血容量；②改善心肺功能，增加氧供量；③调整血管张力，维持适当的组织灌注压；④纠正微循环障碍、增加组织氧供和降低氧耗量。

3. 调整组织器官的代谢状态，纠正酸碱平衡失调。

4. 防止继发器官功能障碍。

三、心律失常

围术期由于疾病、麻醉和手术等各种原因均可诱发或引起心律失常，对某些严重的心律失常处理不当，常可危及患者的生命。因此，麻醉医师应正确识别心电图的变化，及时发现心律失常，尽早查明诱发因素并及时处理，以降低围术期并发症和病死率。

（一）诱因

1. *术前存在心脏疾病* 先天性心脏病患儿因心脏压力、容量负荷及心功能受损易引起心律失常，是术后心律失常的重要原因。

2. *药物* 大多数麻醉药对心肌有直接抑制作用，并可通过自主神经间接影响心脏。麻醉药物过量以及药物之间的相互作用等也可能诱发心律失常。

3. *电解质紊乱* 如高钾或低钾均可能诱发心律失常。

4. *低氧和二氧化碳潴留* 其也可导致心律失常。

5. *低温* 体温低于34℃，室性心律失常发生率增加；体温低于30℃，心室颤动阈降低。

6. *各种操作* 麻醉操作如气管插管、气管内抽吸及拔管等均可引起一过性的心律失常；手术操作如腭裂整复术可因咽喉部的刺激导致心律失常。

（二）临床表现

轻度的窦性心动过缓或过速、窦性心律不齐及偶发的房性或室性期前收缩，对血流动力学几乎无影响，也不引起明显的症状。严重的心律失常如心房扑动、心房颤动、完全性房室传导阻滞、阵发性室上性心动过速和室性心动过速可明显降低心排血量，尖端扭转型室性心动过速的心排血量更少，以致不能维持基本生理需要，可出现阿-斯综合征。心室颤动时心脏不能排出血液，循环停止，数分钟可死亡。

（三）预防

1. 尽可能避免应用诱发心律失常的药物。

2. 术前发现电解质紊乱应予以纠正。

3. 控制麻醉深度，充分给氧，监测电解质血气并及时纠正。

（四）处理

1. 围术期心律失常的治疗原则

（1）严重（或恶性）心律失常必须立即处理，甚至要紧急处理。

（2）当心律失常伴有明显影响血流动力学时，也应及时治疗，在治疗的同时分析病因或诱因并消除诱因。

（3）若心律失常时但血流动力学能维持相对稳定，应分析引起心律失常的病因和诱因并消除诱发因素，然后或同时进行适当的治疗。

2. 各类心律失常的特点及治疗　临床上，按心律失常发作时的心率快慢将其分为快速性和缓慢性两大类。

（1）快速性心律失常

①窦性心动过速：窦性心率每分钟大于 100 次，心律规则每分钟极少超过 160 次。儿童围术期窦性心动过速十分常见。新生儿及婴幼儿的心排血量对心率有一定的依赖性，当血容量不足、贫血、低氧时，患儿的心率每分钟甚至可达 180 次以上。窦性心动过速的治疗措施：直接纠正潜在病因，包括改善氧合并纠正通气异常，增加麻醉深度，纠正低血容量，也可使用镇痛药和 β 受体阻滞药。

②快速室上性心动过速：简称室上速，是儿童最常见的异位快速心律失常。室上速发作时新生儿、婴儿的心率每分钟可达 200 ～ 300 次，年长儿童心率每分钟可达 150 ～ 200 次，如发作时间较长，心室充盈减少会造成低心排血量。因此，尽早解除引起室上速发作的诱因是治疗的关键。如患儿病情稳定，可首选腺苷。室上性心动过速的治疗取决于患儿的临床表现，在危急情况下，如已发生严重心力衰竭，推荐将直流同步电复律作为一线治疗手段，避免应用负性肌力药物。

③异位室上性心动过速：心电图特点如下。快速心动过速，每分钟心室率可达 180 ～ 280 次，心房率慢于心室率；QRS 波形狭小与窦性 QRS 波形态一致；常伴房室分离。异位室上性心动过速选用胺碘酮治疗比较有效，也可选用索他洛尔。

④心房扑动：简称房扑，心电图特点如下。窦性 P 波消失，代之锯齿波（F 波）频率为每分钟 250 ～ 350 次，快速而规则，QRS 波形及时限多正常，心室律不齐，有时呈不同比例心室传导，最有效的疗法是使用同步直流电复律终止房扑。

⑤心房颤动：简称房颤，心电图特点如下。窦性 P 波消失，代之以大小不等、形态各异的心颤动波，一般情况下 QRS 波形态正常，当发生心室内差异性传导时可出现宽大畸形的 QRS 波。对快速心房颤动，多采用静脉抗心律失常药以减

慢心室率或直流电复律予以终止。

⑥过早期前收缩：房性期前收缩在儿童中较常见，甚至可出现在无心脏病变的患儿。室性期前收缩的特征为：提前出现的宽大畸形的 QRS 波群，其前无相关的 P 波。良性期前收缩无需特殊治疗，但出现以下情况时应予以重视：a. 频发室性期前收缩；b. 多源性室性期前收缩；c. 运动时期前收缩增多；d.R-on-T 现象；e. 心脏本身有病变。药物治疗首选利多卡因静脉推注后静脉滴注维持，胺碘酮常用于难治性或伴血流动力学变化的患儿。

⑦室性心动过速与心室颤动：室性心动过速是一种严重的心律失常，其基本心电图特点：连续出现 3 个或以上的室性期前收缩，QRS 波宽大畸形，其前无 P 波；心室率一般每分钟 100 ～ 280 次；大多数患者 R-R 间期规则；心电图 P 波与 QRS 波之间无固定关系，呈房室分离；有时可见心室夺获和室性融合波。室性心动过速应及时处理，需立即静脉注射利多卡因、普罗帕酮（心律平）或胺碘酮等，对已发生低血压、休克、心绞痛、心力衰竭或意识丧失的患者，可迅速给予直流电复律。心室颤动是最严重的心律失常，心电图特点为 QRS 波及 T 波完全消失，代之以形态不一、大小不同、极不规则的颤动样波形，频率为每分钟 250 ～ 500 次。发作后患者立即意识丧失、抽搐、呼吸停止甚至死亡，应迅速电击除颤及进行心肺复苏等抢救。

（2）缓慢性心律失常

①窦房结功能障碍：包括窦性心动过缓、窦性停搏、窦房传导阻滞及病态窦房结综合征，心电图可表现为窦性停搏、窦房阻滞，同时可伴有房性或结性逸搏。术中如考虑有窦房功能不全者，应常规放置临时心外膜心房起搏导线。如果心排血量因心率过缓而减少（尤其是婴幼儿），可采用小剂量异丙肾上腺素 0.01 ～ 0.05μg/（kg・min）治疗。较理想的方法是利用心房起搏维持适宜心率，建立房室同步，维持适宜的心排血量。

②房室传导阻滞：可分为三类。a. 一度房室传导阻滞，心电图特点：心律规则；每个 P 波均伴有正常波形的 QRS 波；P-R 间期＞ 0.20s。b. 二度Ⅰ型房室传导阻滞，心电图特点：心房律规则，心室律不规则，室率少于房率；QRS 波正常；P-R 间期进行性延长终至脱漏，以后周而复始；脱漏前后的 P-R 间期＜ 2 倍前周期。二度Ⅱ型房室传导阻滞，心电图特点：带有多于一个的连续脱漏，而脱漏前的 P-R 间期可不延长保持固定；QRS 波可增宽也可以是正常。c. 三度房室传导阻滞，心电图特点：P 波与 QRS 波完全无关，P 波可出现在心动周期的任何时间内，故 P-R 间期长短不等。若心室率不慢，不需治疗；若心室率过慢或伴有血流动力学障碍，应积极治疗，静注阿托品或异丙肾上腺素，必要时心脏起搏。

四、急性心力衰竭

急性心力衰竭是由于各种原因导致心排血量在短时间内急剧下降，甚至丧失排血功能。围术期诱发急性心力衰竭的因素很多，如何及时准确地诊断及治疗急性心力衰竭，是麻醉医师面临的重要挑战。

1. 诱因

（1）左向右分流的先天性心血管畸形患儿，可因上呼吸道感染并发肺炎而诱发急性心力衰竭。

（2）围术期发生阵发性室上性心动过速及心房颤动等心律失常可诱发急性心力衰竭。

（3）贫血及营养不良、电解质紊乱、缺氧或二氧化碳蓄积均可诱发急性心力衰竭。

（4）对原已存在心肌缺氧或心脏受损的患者，若麻醉过深，全身麻醉药的心肌抑制作用可进一步急剧减退其心脏功能而发生急性心力衰竭。

（5）术中输液不当，导致短时快速输入过多液体可诱发急性心力衰竭。

2. 临床表现　心力衰竭的临床体征随部位不同（左心或右心）和病程缓急而不同，临床上主要表现为心脏本身、肺充血和外周充血 3 个方面。

（1）心脏：临床主要表现为心慌、心动过速或过缓及心律的改变。进一步可发展为心源性晕厥。患者常有四肢抽搐、呼吸暂停、发绀等表现，又称为阿 - 斯综合征。心脏体征主要为心尖冲动向左下移位、心尖部第一心音减弱、心尖区舒张早期奔马律、心脏杂音。

（2）肺充血：患者呼吸急促，主诉气急。肺充血进一步加剧时可出现心源性哮喘，临床表现为呼气性呼吸困难。急性肺水肿时出现剧烈咳嗽，咳吐出或从口鼻腔涌出大量粉红色泡沫状痰，双肺布满水泡音及哮鸣音。急性肺水肿时胸部 X 线可表现为蝶形肺门影，两肺呈云雾状阴影。

（3）外周充血：这是全心衰竭或右侧心力衰竭的常见征象。

3. 处理

（1）治疗原则：纠正病因及诱因；减轻心脏负荷，包括前负荷和后负荷；增强心肌收缩力，使心排血量增加；维持心肌供氧与耗氧的平衡。

（2）急性左侧心力衰竭的治疗措施：①病因治疗。②给予坐位或半卧位。③吸氧。④给予正压通气。⑤给予药物治疗：a. 利尿药；b. 吗啡；c. 强心药，如洋地黄、多巴胺、多巴酚丁胺和肾上腺素等；d. 扩血管药，如硝酸甘油、硝普钠、ACE 抑制药。⑥应用心室辅助装置。

五、心搏骤停

心搏骤停是指心脏机械活动停止、收缩功能衰竭导致心脏突然丧失有效排血量、自主血液循环停止的病理生理状态。心搏骤停可导致细胞缺氧死亡，脑组织发生缺氧或氧供应减少，可立即引起患者意识消失和呼吸停止。

（一）诱因

1. 心肌病变、机体内环境的异常变化，或过度使用抑制心肌收缩力的药物，是导致心肌收缩力减弱的主要原因。

2. 急性气道梗阻或通气不足未及时处理引起的缺氧和二氧化碳蓄积，可诱发心搏骤停。

3. 术中大量失血、严重低血容量性休克、应用血管扩张药过量和全身麻醉过深等因素均可导致回心血量减少、心排血量和血压骤减而致心搏骤停。

4. 各种原因引起心律失常可诱发心搏骤停。

（二）诊断

2010 年心肺复苏指南中，对院外非专业人员不再要求识别停循环征象，而要求医务人员在 10s 内完成心搏骤停的识别。心搏骤停征象检查实施过程如下。

1. 对无反应、无呼吸患者提供呼吸急救。

2. 检查循环征象：扪大动脉（颈动脉、股动脉等）有无搏动，但时间不得超过 10s。

3. 如无正常呼吸、咳嗽或运动，立即开始胸部按压。

对心搏骤停的诊断必须迅速和准确，所有这些检查应该在 10s 内完成。在全身麻醉和肌松条件下，神志消失和呼吸停止不是心搏骤停的指征，主要靠大动脉搏动消失和患者伤口渗血停止来诊断。

（三）预防

1. 通过麻醉前访视和完善术前准备，对潜在危险的患者采取必要的预防措施。

2. 做好麻醉管理，避免麻醉失误。

3. 围术期给予严密监测，一旦发现血压下降或心律失常，及时处理。

（四）处理

1. 心肺复苏成功的关键　及时发现呼吸和循环的问题，并积极进行心肺复苏；重新建立并维持呼吸和循环稳定，直到去除病因。

2. 新的生存链　①立即识别心搏骤停，启动紧急救援系统（EMS）；②尽早心肺复苏强调先按压；③快速除颤；④有效的高级生命支持；⑤综合的心脏骤停后治疗。

3. 室性停搏和无脉电活动的治疗方案　见图 9-1。

4. 心室颤动和无脉室性心动过速复苏法则　见图 9-2。

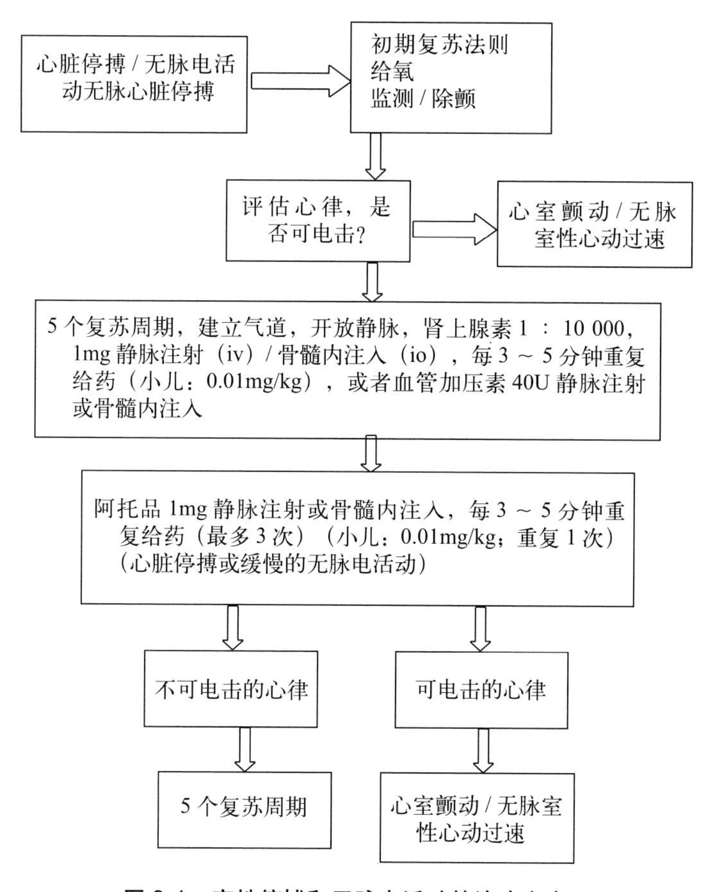

图 9-1　室性停搏和无脉电活动的治疗方案

5. 2010 年心肺复苏指南更新

（1）除新生儿外的所有患者，心肺复苏的程序由原来的 ABC 原则（即 A. 呼吸道通畅，B. 人工呼吸，C. 胸外心脏按压建立人工循环）进行调整，改 CAB 原则。

（2）CPR 的操作过程也有重要的改变：①胸外按压频率每分钟至少 100 次。②按压深度：婴儿大约 4cm，儿童大约 5cm，成年人至少 5cm。③单人或双人施行 CPR 时，成年人：按压呼吸比为 30 ∶ 2；婴幼儿 ：单人 30 ∶ 2，双人 15 ∶ 2。

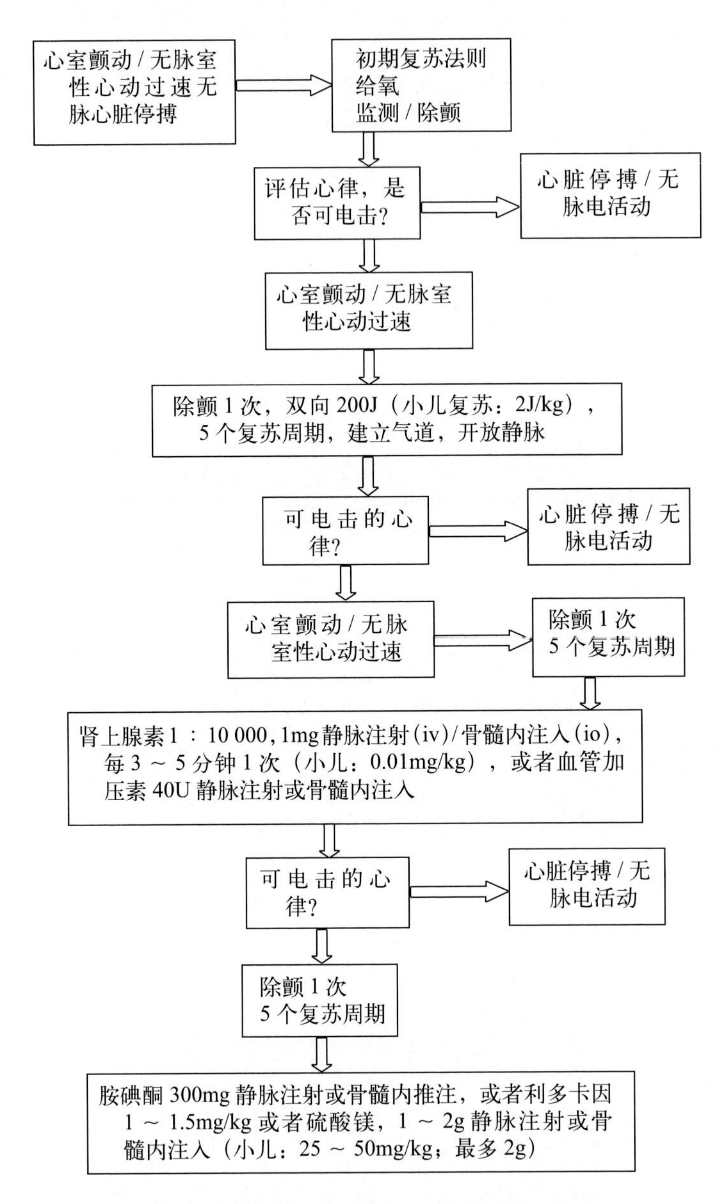

图9-2　心室颤动和无脉室性心动过速复苏法则

第三节　其他并发症

一、术后恶心呕吐

术后恶心呕吐（postoperative nausea and vomiting，PONV）是全身麻醉后

常见并发症，常在术后 24 ～ 48h 内发生，总发生率 20% ～ 30%。其发生与病人情况、麻醉用药及手术种类有关。

1. 诱因

（1）女性、晕动症和禁食时间不足、饱胃患者易诱发 PONV。

（2）麻醉诱导时面罩加压给氧，大量气体进入胃内，患者易发生术后 PONV。

（3）应用阿片类药、静脉和吸入全身麻醉药可导致患者发生 PONV；麻醉药用量越多，PONV 发生率越高。

（4）长时间创伤大的手术、术后疼痛、腭咽成形术及术中吞咽下血液，低血压及缺氧均可增加 PONV 发生率。

2. 预防

（1）严格术前禁饮、禁食。

（2）对于有恶心呕吐史或运动病的患者，可以常规给予 5- 羟色胺抑制药。

（3）麻醉诱导时，充分给氧，尽量减少胃胀气。

（4）避免缺氧和二氧化碳蓄积。

3. 处理

（1）针刺疗法和针压法：简单有效。

（2）药物治疗：可给予适当 5- 羟色胺抑制药（如托烷司琼）、地塞米松、甲氧氯普胺和氟哌利多预防及治 PONV。

二、全身麻醉后苏醒延迟

全身麻醉后苏醒延迟是指停止麻醉后 90min 呼唤病人，病人不能睁眼和握手，对痛觉刺激亦无明显反应。

1. 诱因

（1）麻醉镇痛药及肌松药过量可致病人术后苏醒延迟。

（2）麻醉中低二氧化碳血症、高二氧化碳血症、低钾血症、严重代谢性酸中毒及输液量过多等因素均可使病人苏醒延迟。

（3）术中发生大出血及严重心律失常致长期低血压，也可使病人术后苏醒延迟。

（4）术中长期低血压、低体温病人，由于脑缺血或中枢兴奋性低下，致术后苏醒延迟。

2. 预防

（1）术前应常规访视患者，了解患者的全身情况，采取个体化麻醉用药，避免药物过量。

（2）术中避免低血压、低体温、缺氧和通气不足。

（3）避免水、电解质和酸碱失衡。

3. 处理

（1）保持充分通气，及时补充血容量的不足，避免水、电解质及酸碱失衡。

（2）首先考虑麻醉药的作用，加大通气使吸入性麻醉药尽快呼出，给予新斯的明拮抗非去极化肌松药的作用。

（3）根据 SpO_2、$P_{ET}CO_2$、血气分析、血电解质及肌松监测情况分析苏醒延迟原因，并及时处理。

（4）对低体温的病人应适当升高体温。

三、过敏反应

过敏反应是由抗原、肥大细胞和嗜碱粒性细胞表面的IgE抗体结合而引发，从而导致血管活性物质的释放。

1. 诱因

（1）术中应用抗生素是最常见的诱发因素，尤其是磺胺类、青霉素类、头孢菌素类及其衍生物。

（2）已知对蛋黄、豆油等成分过敏的病人，麻醉诱导和维持用丙泊酚也可能出现过敏反应。

（3）酯类局麻药如丁卡因易发生过敏反应。

2. 临床表现　麻醉过程中发生的过敏反应大部分表现为皮肤黏膜症状，也有的具有心血管表现和支气管痉挛。根据过敏反应的严重程度，其临床表现分为4级。Ⅰ级，仅表现为皮肤潮红，出现斑丘疹和荨麻疹；Ⅱ级，除表现皮肤症状外，出现低血压、心动过速、呼吸困难和胃肠道症状；Ⅲ级，出现皮肤症状、心动过速或心动过缓、心律紊乱、支气管痉挛及胃肠道功能紊乱；Ⅳ级，心脏停搏。

3. 预防

（1）术前应用苯海拉明或西咪替丁等组胺拮抗药。

（2）皮质类固醇类：泼尼松。

4. 处理

（1）出现循环虚脱时，应停用麻醉药。

（2）吸纯氧，评估是否需要气管插管和机械通气，急性期后，气道水肿可长期存在。

（3）处理低血压：头低足高位、血管内扩容治疗、使用血管活性药物。

（4）肾上腺素可治疗低血压和支气管痉挛，并可减少肥大细胞脱颗粒。

（5）静脉注射甲泼尼龙或相应的其他激素如氢化可的松可减轻炎症反应。

（6）静脉注射苯海拉明和其他 H_2 受体阻断药。

四、恶性高热

恶性高热（malignant hyperthermia，MH）是一种罕见的常染色体显性遗传性疾病，多因吸入强效全身麻醉药并合用琥珀胆碱而诱发，出现一系列的骨骼肌高代谢症状，表现为体温骤然升高、咀嚼肌强直、全身肌肉强直、心动过速、心律失常以及严重呼吸性酸中毒和代谢性酸中毒等。

1. 诱因

（1）恶性高热较为罕见，以儿童多见。全身麻醉儿童恶性高热发生率约 1/15 000，明显高于成年人（约 1/50 000），男性多于女性。

（2）某些肌肉疾病，如先天性肌强直、营养不良性肌强直、全身肌无力、斜视、脊柱畸形以及肌抽搐的患者易诱发恶性高热。

（3）50% 恶性高热患者的家族中可发现，曾有麻醉的意外死亡和麻醉期间体温异常增高。

（4）围术期诱发恶性高热最常见的药物是氟烷和琥珀胆碱，此外还有恩氟烷、七氟烷、利多卡因和甲哌卡因等。

（5）环境温度过高，如在室温 25 ～ 26℃下施行手术；手术敷料盖得过严，在使用高危药物时也易诱发。

2. 临床表现

（1）术前体温正常，吸入卤族麻醉药或静脉注射去极化肌松药后，体温急剧上升，数分钟即升高 1℃，体温可达 43℃，表现为皮肤斑状潮红发热。

（2）全身肌肉强烈收缩，上肢屈曲挛缩，下肢僵硬挺直，直至角弓反张，肌松药不能使强直减轻，反而使强直加重。

（3）急性循环衰竭多表现为严重低血压、室性心律失常及肺水肿。

（4）血清肌酸磷酸激酶（CPK）极度升高，并有肌红蛋白尿。

（5）将离体肌肉碎片放入氟烷、琥珀胆碱、氯化钾液中，呈收缩反应。

（6）$PaCO_2$ 明显增高，pH 及 HCO_3^- 降低。

3. 预防

（1）术前访视患者，仔细询问患者的个人史和家族史，对于有先天性疾病如唇腭裂、特发性脊柱侧弯或有肌病、心脏异常等患者要想到恶性高热的可能，同时注意询问家族成员有无先天性疾病。

（2）任何强制性肌肉疾病、低钾性周期性麻痹及肌强直病患者，避免使用易触发恶性高热的药物。

（3）对麻醉插管时，肌松药不敏感的患者插管后呼气末二氧化碳过高时，要避免使用易触发恶性高热的药物。

（4）年轻患者（一般指12岁以下）进行择期手术不应使用琥珀胆碱，以避免由于患者存在未诊断的肌营养不良症在使用琥珀胆碱后导致高血钾的可能。

（5）应注意环境对恶性高热易感者的影响，避免高温及高湿度环境。

（6）有条件能配备针对恶性高热的特效药，如丹曲林。

4. 处理

（1）一旦确诊或怀疑恶性高热，立即停止吸入麻醉药，并尽快取消或暂停手术，并请求帮助。

（2）用100%纯氧通过面罩或气管导管进行过度通气。

（3）更换麻醉机，换用无吸入麻醉药的麻醉机（包括用新的钠石灰）及一次性管道。

（4）尽早静脉注射丹曲林2mg/kg，每5～10分钟可重复1次，总量可达10mg/kg，直到肌肉强烈收缩消失，高热下降为止。

（5）采取积极的降温措施，包括物理降温、静脉输注冷盐水、插胃管进行冰盐水灌洗、体外循环降温等措施，直到体温降至38℃为止。

（6）静脉注射5%碳酸氢钠2～4ml/kg纠正酸中毒，可根据血气分析重复给药。

（7）将10U常规胰岛素加入50%的葡萄糖注射液50ml中静脉推注，以缓解高钾血症。

（8）持续的心律失常可应用除钙通道阻滞药以外的其他抗心律失常药。

（9）在充分补液的基础上，可给予20%甘露醇0.5g/kg或呋塞米1mg/kg静脉输入，使患者的尿量保持在2ml/（kg·h）以上，以防止肌红蛋白尿损伤肾。

（10）患者进ICU病室，以便进一步加强监测治疗，应及时进行血清电解质和酶学以及凝血功能检查，注意尿量变化及出现肌红蛋白尿的可能。

五、低 体 温

1. 低体温的原因

（1）室温过低，大量输入低温的液体（血液）。

（2）全身麻醉药物不同程度地抑制体温调节中枢。

（3）术中肌松药的应用阻滞了肌肉的收缩、抑制机体对低温的应激反应使机体产热减少等。

2. 低体温的处理　①保暖；②吸氧；③静脉补充加温的液体或血液；④加温毯对病人进行外部保温。

（周　俊）

第10章　唇腭裂手术病人术后苏醒期的管理

第一节　麻醉复苏室的建立和设置

麻醉复苏室（postanesthesia care unit，PACU）是麻醉科的重要组成部分，是衡量现代化医院先进性的重要指标之一。麻醉复苏室的建立其目的是对麻醉后病人进行密切观察，使术后病人平稳地度过麻醉苏醒期，也是加速手术室周转，提高手术室利用率的途径之一。

一、麻醉复苏室的位置、大小

1. 在手术室内或紧靠手术室，并与其同一建筑平面。

2. 设立中心护士站并呈开放式，有利于观察病人，有条件者应该设立一个单独的房间，便于处理伤口严重感染或免疫缺陷的病人。

3. 麻醉复苏室的床位与手术室匹配，一般比例 1 ： 1.5 ～ 3。

4. 麻醉复苏室的使用面积不小于 $30m^2$，每张床位使用面积不小于 $10m^2$。麻醉复苏室全景，见图 10-1。

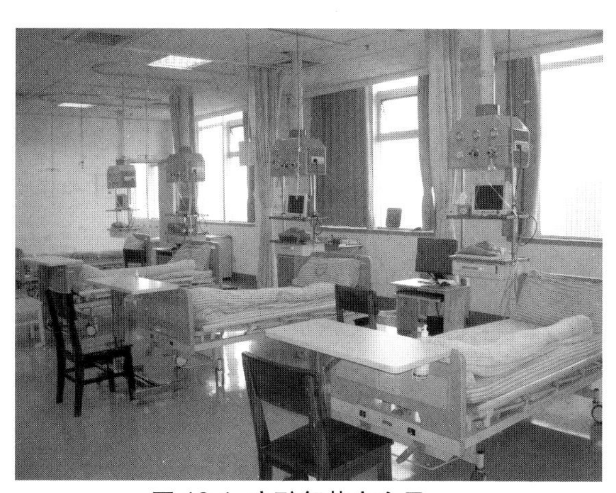

图 10-1 麻醉复苏室全景

二、麻醉复苏室的布置

1. 麻醉复苏室要求光线充足，设有空气调节装置，配有中央供氧中心负压吸引和多个电源插座。

2. 麻醉复苏室的病床应装有车轮，床边装有可升降的护栏。

3. 有条件者麻醉复苏室内设有物品储藏室及污物处理室。

三、人员配备和要求

麻醉复苏室主要由麻醉医师和护士组成，具体要求如下。

1. 麻醉复苏室护士要求

（1）思想素质：爱岗敬业，具有高度的责任心，良好的职业道德，对患者充满同情心，有为护理事业奋斗的献身精神和开拓精神。

（2）身体素质：健康的体魄；健康的心理，情绪稳定，乐观向上的精神；清晰的头脑，敏锐的观察能力和良好的应变能力。

（3）业务素质：麻醉复苏室的护士应具有一定的人体健康与疾病的基础病理生理学知识；有较广泛的多专科护理知识和实践经验；善于创新及应用逻辑思维，发现问题及总结经验；实际工作及接受新事物能力较强，操作敏捷、善于钻研、工作细致耐心。

熟悉各专科常见病的临床知识、抢救治疗原则和护理要点；具有正确判断和处理病情变化的能力；熟练使用各种监测仪器、设备；熟记各种化验数据和临床意义；熟练应用多种抢救药品。

能有效地进行非语言交流，善于从患者的面部表情、体态、眼神和手势中体会患者的情感活动与需求。

2. 麻醉复苏室护士工作职责

（1）在护士长的领导和上级医师及护师的指导下进行工作。

（2）提前 10min 上岗，衣帽整洁。查看手术通知单，了解当日手术情况。

（3）根据第 2 日手术通知单，到病房做术前访视，了解每个病人的基本信息及有无特殊情况，并做好记录。

（4）病人从手术室转回 ICU 后，与麻醉医师做好交接班，询问手术医师术中情况，认真阅读麻醉记录单，了解术中失血、补液、麻醉药用量等基本信息。

（5）与医师认真核对医嘱、输液计划单，确保无误后医师方可离开。

（6）坚守工作岗位，密切观察病情变化：①准确填写护理记录，及时、全面、客观地反映病情的动态变化；②患者如有病情变化或出现紧急情况时，应立即报告值班麻醉医师，并通知值班医师，及时采取对策；③准确、及时执行医嘱和各项护理计划；④确保患者皮肤及床单的清洁；⑤做好生活护理及其他各项基础护理工作。

（7）病人转回病房后，与病房护士仔细交接病情，并核对药品、病历，双方签字认可。

（8）病人转走后的床单元及时更换、消毒，擦拭监护仪导线、更换吸痰盘，准备接收下一个病人。

（9）书写交班报告，与夜班护士做好床旁交班并记录。

（10）配合医师做好危重病人的抢救和各种诊疗工作。

（11）定期检查药品的质量、数量，对过期药品及时更换，定期检查抢救药品与物品是否定位放置，性能及质量如何。气管切开包等各种器械消毒是否过期，以确保使用无误。

（12）检查治疗室药品和治疗用品的保管，及时补充，负责各种无菌物品的消毒及保管。

（13）每周进行两次医疗用品大消毒，并记录。

（14）执行护士长临时分配的工作任务。

（15）参与指导 ICU 护理临床带教工作。

四、麻醉医师工作职责

麻醉科主任负责麻醉复苏室的全面医疗和管理工作。值班麻醉医师在麻醉科主任指导下，负责麻醉病人直到完全苏醒，并进行 Steward 评分，根据病人的苏醒情况开具医嘱将病人转回原病房。

1. 与护士共同进行入室患者的监护。
2. 查看病人。
3. 开具临时医嘱及处方。
4. 应用药物镇静、镇痛。
5. 负责对危重病人的抢救。
6. 护送需要麻醉医师护送的患者回病房。

第二节　麻醉复苏室的设备

麻醉复苏室除人员配备外，还应配备各种急救设备、监测设备，药物等处于备用状态。

一、麻醉复苏室的监测设备

麻醉复苏室内每张床位必须有心电监护仪［能监测心电图（ECG）、血压（BP）和脉搏氧饱和度（SpO_2）、体温等］，其中部分监测仪中配有有创监测配置。PACU 应配置 1 台或数台呼吸机。

二、麻醉复苏室的紧急抢救车

备有移动的紧急气管插管推车，包括各种型号的口、鼻咽通气管、气管导管、喉镜、喉罩、通气面罩、简易呼吸囊、除颤器及起搏器，动、静脉穿刺配件、换能器、连接管、胸腔引流包、气管切开包等。

三、麻醉复苏室的医疗消耗材料

麻醉复苏室的医疗消耗材料包括一次性鼻氧管、一次性面罩、一次性负压引流管、一次性螺纹管、一次性牙垫、一次性压舌板、一次性口镜等。

四、麻醉复苏室的急救药品

1. 各种拮抗药和呼吸兴奋药

（1）拮抗药：阿片类拮抗药，钠络酮 0.4mg/ 支；苯二氮䓬类拮抗药，氟马西尼 0.1mg/ 支；抗胆碱酯酶药，新斯的明 1mg/ 支。

（2）抗胆碱药：阿托品 5mg/ 支。

（3）呼吸兴奋药：洛贝林 3mg/ 支；尼可刹米 0.375mg/ 支。

2. 镇痛药、镇静药和肌松药

（1）镇痛药：芬太尼，100μg/ 支；舒芬太尼，50μg/ 支；酒石酸布托啡诺注射液，1mg/ 支；帕瑞昔布钠，40mg/ 支等。

（2）镇静药：咪达唑仑，10mg/ 支；丙泊酚，100mg/ 支；右美托咪定，200μg/ 支。

（3）肌松药：司可林，100mg/ 支；顺阿曲库胺，10mg/ 支。

3. 血管收缩药和舒张药　肾上腺素，1mg/ 支；去甲肾上腺素，2mg/ 支；异丙肾上腺素，1mg/ 支；硝酸甘油，5mg/ 支；乌拉地尔，25mg/ 支。

4. 强心药　去乙酰毛花苷，0.4mg/ 支。

5. 糖皮质激素　地塞米松 5mg/ 支。

6. 抗心律失常药　2% 利多卡因，0.1g/ 支；胺碘酮，0.15 g/ 支。

7. 利尿脱水药　呋噻米注射液，20mg/ 支；25% 甘露醇，250ml/ 瓶。

8. 抗阻胺药和解痉药　硫酸阿托品，0.5mg/ 支。

9. 其他　包括 50% 葡萄糖注射液、10% 氯化钙或 10% 葡酸钙、5% 碳酸氢钠，局部麻醉药和血浆代用品等。

第三节　转入 / 转出麻醉复苏室

一、转入 / 转出标准

（一）转入标准

1. 全麻术后唇腭裂患者。
2. 基础麻醉加局部麻醉术后唇腭裂患者。
3. 病情危重，随时可危及生命者。
4. 特殊治疗需要密切观察病情变化者。

（二）转出标准

1. 复苏评分（steward 评分）达 6 分，患者已完全苏醒（或意识水平达术前水平）、血流动力学稳定、能正确回答问题、定向力恢复。
2. 呼吸道通畅，停氧后，婴幼儿 $SpO_2 \geqslant 95\%$，成年人 $SpO_2 \geqslant 90\%$。
3. 静脉通路通畅。
4. 因病情需要转院。

二、转出管理规范

1. 达到出室标准。
2. 全部病人出室时均应有护士与病房医师共同转送。有以下情况之一者必须麻醉医师与病房医师进行交接，必要时麻醉医师亲自护送病人出麻醉复苏室。

（1）需转院病人。

（2）在 PACU 发生病情变化（如出血等），经积极处理后可转回原病房的病人。

（3）年龄 < 30d 且伴有重要器官功能障碍或合并症（如术前意识障碍、心肺肾功能不全等）。

（4）烦躁不合作的病人。

3. 病人出 PACU 时整理观察记录单并归入病历。
4. 随病人转出的物品：①病人病历；②病人药品；③病人 X 线片、CT 片；④病人标本；⑤病人衣物。

三、转入/转出流程

1. 转入麻醉复苏室病人流程　见图 10-2。

病人入麻醉复苏室 → 安排床位

↓

观察呼吸状态、吸氧（经口或鼻）保持气道通畅 → 测 SpO_2

↓

核对病历与腕带的姓名，安放心电导线、血压袖带 → 监测生命体征

↓

检查输液通道 → 保持输液通畅 → 与麻醉师、手术医师交接班

↓

合理固定引流管、引流袋 → 观察引流物颜色性状、量，保持引流管通畅

↓

观察切口敷料情况

↓

拉上床栏，根据需要使用约束带

↓

做好清醒病人心理护理、健康指导及协助麻醉医师用药、减轻病人痛苦

↓

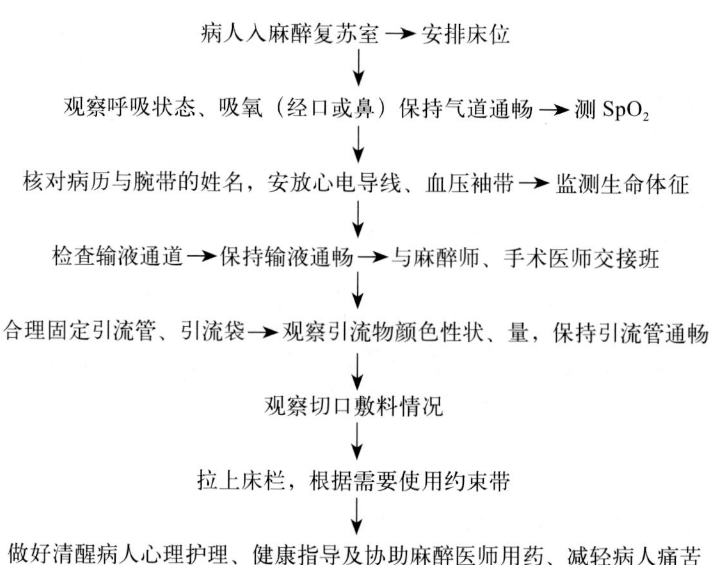

填写麻醉复苏室病人记录单并签名，交接记录单上双方确认签字

图 10-2　转入麻醉复苏室流程

2. 转出麻醉复苏室病人流程　见图 10-3。

观察时间＞ 30min，评估病人 Steward 评分达 6 分
（如＜ 6 分或特殊事件需要上级医师评估后转院）

↓

遵转出麻醉复苏室医嘱，正确查对病历与患者无误

↓

检查各引流管、输液通道、切口无异常

↓

取下监护仪导线、完善观察记录单和医嘱单签名

↓

携随身物品、由护士和病房值班医师转出

↓

登记转出时间

↓

消毒床单元

图 10-3　转出麻醉复苏室流程

第四节　麻醉恢复期病人的监测与护理

一、监　　测

（一）监测准备

1. 环境准备　室温 22 ～ 24℃，湿度 55% ～ 65%。

2. 床单元的准备　见图 10-4。

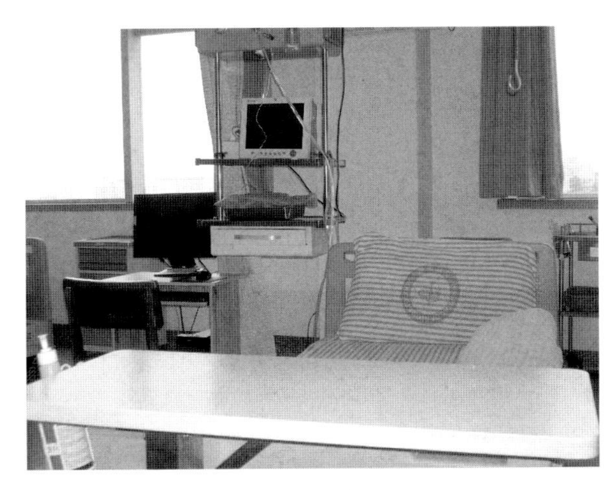

图 10-4　麻醉复苏室床单元

（1）已铺好备用的麻醉床 1 张。

（2）小垫枕 1 个。

（3）关节固定小夹板 1 个。

3. 用物准备

（1）多功能心电监护仪 1 台；一次性血氧饱和度探头 1 个，电极片 5 片。

（2）床旁中心负压装置 1 套、吸氧装置 1 套，均需处于备用状态。

（3）适宜的一次性氧气管、面罩各 1 套。

（4）一次性吸痰管数根。

（5）床旁输液架左右各 1 个。

（6）检查好呼吸机，连接好各管道，置于床旁处于备用状态。

（7）据患者病情床旁备好抢救车、气管插管盘。

（二）接收病人的基本工作流程

1.病人由手术室工人和麻醉师、手术医师推入复苏室，复苏室护士和麻醉师、手术医师共同交接患者。

2. 患者入室后转至复苏室病床上，由当班护士安排床位。

3. 检查气道是否通畅，有无呼吸、咳嗽反射。

4. 给氧，氧流量 2 ～ 4L/min。

5. 连接心电监护仪：选择导联，检查 ECG 波形是否正常，开启报警设置，调节报警值，测血压并调节间隔时间。

6. 听诊呼吸音，数呼吸频率 1min。

7. 人工测心率 1min，以检查监护仪是否准确。

8. 测量体温。

9. 检查切（伤）口情况，引流管道、敷料：有无渗血、渗液，引流是否通畅，引流物的性状、量，敷料松紧度是否适宜及完整。

10. 检查静注系统：注意滴注是否正常、滴数是否准确。

11. 复苏评分：包括清醒程度、呼吸道通畅程度、肢体活动度 3 个方面，每项满分为 2 分，总计 6 分。

12. 与麻醉医师和手术医师交接班，了解术中情况。

13. 及时、客观、准确记录病情和治疗护理措施。

14. 行口腔护理。

15. 每 2 小时协助翻身 1 次。

16. 复苏评分达 6 分（表 10-1）后 2 ～ 4h 遵值班麻醉医师医嘱准备将患者送返病房，出室前再次测量体温，检查患者的药品、病历、随身物品及衣物是否完整。

17. 电话通知病房值班医师及护士接收患者。

18. 复苏室护士与病房值班医师共同护送患者至病房，与病房护士及时做好交接班工作并记录。

（三）监测前评估

1. 患儿送达麻醉复苏室后，护士与麻醉师或麻醉护士一起对患者进行评估，PACU 护士应了解患者的以下情况。

（1）患者的一般情况：年龄、呼吸道、血压、脉率、呼吸频率及动度。

（2）与手术相关的问题：施行何种手术、麻醉方式、术中使用的特殊药物、有无发生任何影响术后恢复的问题及合并症。患者的引流、输血输液情况。

（3）了解生命体征及重要脏器的功能情况。

（4）了解需要特殊观察的症状、体征及需要立即执行的医嘱。

2. 患者入室的即刻评估，作为患者的基准线以评估患者病情的变化，内容如下。

（1）测量生命体征：血压、脉搏、呼吸、体温、心电图（ECG）、动脉血氧饱和度（S_pO_2）等。

（2）评估呼吸道是否通畅，是否留置口（鼻）咽通气道及气管内插管。

（3）了解皮肤的颜色、温度、湿度。

（4）评估术区及伤口敷料的渗血渗液情况。

（5）评估出入量及静脉通道是否畅通。

3. 依据麻醉后复苏室的 Steward 评分法（表 10-1）对患儿进行评估并将结果记录于病历中，患儿入室时评估 1 次，以后每 15 ～ 30 分钟评估 1 次，总分为 6 分。结果为 4 ～ 6 分者可送回病房。

表 10-1　麻醉苏醒期患儿的评分标准

评估项目	分值	内容
肢体活动度	0	肢体无活动
	1	肢体无意识活动
	2	肢体能做有意识的活动
呼吸通畅度	0	呼吸道需要予以支持
	1	不用支持可以维持呼吸道通畅
	2	可按医师吩咐咳嗽
清醒程度	0	对刺激无反应
	1	对刺激有反应
	2	完全苏醒

4. 及时、准确、客观地书写护理观察记录（表 10-2）。

二、护　　理

（一）监护内容

1. *呼吸功能的监护*　由于唇、腭裂患儿的手术、麻醉及年龄特征，呼吸道并发症的发生率较高，因此，必须加强对呼吸的观察与护理。

（1）安置适当的卧位：对于麻醉尚未恢复者，除特殊医嘱外应保持去枕平卧，头偏向一侧或侧卧位，年幼儿可在肩颈部垫一小枕，以免因舌后坠而堵塞呼吸道，亦利于防止因呕吐物、血液及分泌物所致的误吸，对于麻醉清醒年长儿，可适当抬高床头 30° 利于呼吸和改善舒适度。

（2）安置鼻咽或口咽通气道的护理：对于安置口（鼻）咽通气道的患者，入麻醉复苏室后应先检察通气道是否通畅、固定稳妥，并用小儿肢体关节固定

表 10-2　PACU 护理观察记录单

姓名：　　性别：　　年龄：　　病室：　　床号：　　病案号：　　日期：

手术名称：　　诊断：　　麻醉方法：

清醒程度		呼吸通畅程度		肢体活动度	
完全清醒	2	可按医师吩咐咳嗽	2	肢体能做有意识的活动	2
对刺激有反应	1	不用支持可以维持呼吸道通畅	1	肢体无意识活动	1
对刺激无反应	0	呼吸道需要予以支持	0	肢体无活动	0
评分在 4 分以上方能离开手术室或恢复室					

给氧方式　1. 气管插管　2. 气管切开导管　3. 鼻咽通气道　4. 口咽通气道　5. 鼻腔　6. 口腔　7. 面罩

时间	意识评分	呼吸评分	神经评分	呼吸道通畅	双肺呼吸音	生命体征					ECG	给氧		分泌物性状及抽吸次数		术区出血	皮肤完整性	出量				通道	入量ml	液体及药物	滴速（滴/分）	特殊病情及治疗护理措施	签名
						体温（℃）	心率（次/分）	呼吸（次/分）	血压(mmHg)	SpO_2(%)		方式	流量（L/分）	淡血性	痰性			小便		负压							
																		量ml	性状	量ml	性状						
00:00	1	1	1	是																							
00:00																											
00:00																											
00:00																											
00:00																											
00:00																											

夹固定患儿的双上肢肘关节，以免躁动时误拔通气道。

（3）及时有效地吸净分泌物：进行气管内吸引可刺激咳嗽，利于下呼吸道分泌物的排出；进行鼻咽、口咽通气道吸引，利于口腔、鼻腔、咽腔及通气道外端分泌物及血液的吸出。吸引前应先给纯氧，抽吸时动作轻柔、边吸边旋转，位置不宜过深，防触及悬雍垂及咽后壁，儿童对缺氧耐受差，吸痰时间应不超过 10s。吸痰管径不应超过气管插管直径的一半，负压不宜过大，一般 60 ～ 100mmHg。

（4）有效的氧气吸入：必须在呼吸道通畅的前提下才能保证有效的氧气吸入，保持 $SPO_2 \geq 95\%$，并适时调节氧流量的大小。咽后壁瓣手术后患儿宜采用口腔给氧，吸入氧浓度的估算如下。①鼻导管给氧时：吸入氧浓度（%）=21＋4× 氧流量（L/min）；②面罩法给氧：面罩有空气稀释面罩、简易面罩、带储气囊与单向活瓣面罩，其吸入氧浓度与氧气流量的关系，见表 10-3。

表 10-3　吸入氧浓度与氧气流量的关系

面罩类型	氧气流量（L/min）	吸入氧浓度（%）
空气稀释面罩	4 ～ 6	24 ～ 28
	8 ～ 10	35 ～ 40
	10 ～ 12	50
简易开放面罩	5 ～ 6	30 ～ 35
	7 ～ 8	40 ～ 60
带储气囊与单向活瓣面罩	4 ～ 10	40 ～ 100

（5）密切观察呼吸情况：观察呼吸的频率、动度及是否对称；听诊呼吸音是否清晰、对称、有无　音；观察皮肤颜色是否红润；监测 SPO_2 是否＞95%。应特别注意的是婴幼儿的呼吸频率较快，通常婴儿每分钟 30 ～ 60 次、幼儿每分钟 24 ～ 40 次、学龄前期儿童每分钟 22 ～ 34 次、学龄期儿童每分钟 18 ～ 30 次，并且婴幼儿以腹式呼吸为主，学龄儿童以胸腹式呼吸为主，7 ～ 8 岁后逐渐过渡到胸式呼吸。

（6）严格掌握拔除通气道的指征，适时拔除通气道，并密切观察呼吸道畅通情况。拔除通气道前应试行堵管、停氧后 SPO_2 无明显下降时方可拔除通气道。当拔除通气道后若患儿出现上呼吸道梗阻时应重新插入口（鼻）咽通气道或行气管内插管。

（7）观察对呼吸的不利影响因素

①手术因素：腭裂手术创伤所致的水肿、血肿及碘仿纱布填塞后的异味刺激等可导致呼吸功能、咳嗽能力下降，这类患儿在清醒后还须视当时情况决定

是否延长留置通气道的时间。

②麻醉因素：a. 镇痛性麻醉药物如芬太尼有较强的呼吸中枢抑制作用，使呼吸频率减慢，部分患儿可于用药后 3 ～ 4h 出现呼吸遗忘现象。其处理措施为：唤醒或拍打患儿足底以刺激患儿做深呼吸；当 S_pO_2 降低，呼吸速率减慢、潮气量减低（正常小儿潮气量绝对值 6ml/kg）时，可用纳洛酮静脉注射对抗（一般成年人 0.4mg，小儿酌减）。b. 镇静性麻醉药物如丙泊酚对呼吸中枢有抑制作用，主要使潮气量减少，且使喉头和支气管平滑肌处于敏感状态，有发生痉挛的倾向；局部刺激（口咽通气道、气管导管和分泌物）及全身其他刺激均可诱发喉痉挛和支气管痉挛，因此应适时拔除通气道或气管插管，及时有效地吸痰及分泌物，避免不良刺激。c. 肌松药的应用使肌肉发生松弛，而呼吸肌（如膈肌、肋间肌）、舌肌和腭咽肌群肌力的恢复欠佳，可致呼吸肌无力和舌后坠的发生。处理措施：除采取加快药物排除的措施外，还应密切观察患儿肌力恢复情况。d. 麻醉时气管插管对气道的损伤。由于婴幼儿的会厌、声门不能很好显露时，一般采取盲视探查插管术，应操作轻柔，以减轻操作对气道的损伤。

2. 循环系统的监护

（1）密切监测患儿的心率（表 10-4）、脉搏及心电图（ECG）等。当发现异常应立即报告并处理。

表 10-4　各年龄段儿童心率

年龄（岁）	＜ 1	1 ～ 3	4 ～ 5	6 ～ 12	13 ～ 18
心率（/min）	100 ～ 160	90 ～ 150	80 ～ 140	70 ～ 120	60 ～ 100

（2）血压监测：1 岁以上儿童收缩压计算公式 =80 +（年龄×2）mmHg，舒张压 =2/3 收缩压；1 岁以下儿童收缩压计算公式 =68 +（月龄×2）mmHg，舒张压 =2/3 收缩压。

（3）观察术区渗血、出血的量、色及性状。

（4）观察患儿有无脱水及其程度：①当患儿的皮肤张力低、唇舌黏膜干燥时，脱水程度占体重的 5%。②当患儿出现前囟凹陷、心动过速及少尿时，脱水程度占体重的 10%。③当患儿的眼球凹陷、出现低血压时，脱水程度占体重的 15%。当患儿出现昏迷时，脱水程度占体重的 20%。

（5）监测液体输入速度：由于儿童循环血容量的绝对值较成年人小，对血容量过多或过少都很敏感，因此，儿童输液速度应严格控制。其计算方法依患儿的体重进行：第 1 个 10kg 为 4ml/（kg • h），第 2 个 10kg 为 2ml/（kg • h），其余为每千克 1ml/（kg • h），例：1 名重 15kg 儿童需要：4×10=40，2×5=10，共为 50ml/h。

3. 泌尿系统的监护

（1）密切观察手术后患儿尿液的性状、量、色及气味。若未留置导尿管患儿术后长时间仍未排尿，应触摸耻骨联合上缘有无膀胱充盈现象。

（2）如果患儿有尿潴留现象，可用诱尿方法（如听流水声热敷耻骨联合上缘等）协助排尿；失败后再给予导尿。

（3）补充足够水分，保证血容量。

（4）正确记录出量和入量，婴幼儿使用一次性尿布，便后对尿布进行称重以准确记录尿量。

4. 体温的监测　麻醉苏醒期的患儿体温升高的原因通常有：环境温度过高，术前有脱水、发热、感染等，输血输液反应及因呼吸道阻塞患儿克服用力呼吸以克服其阻力而产热增加使体温增高。

（1）密切监测体温的变化：体温升高的患儿应每 30 分钟测体温 1 次，发现异常及时行物理降温，避免高热惊厥的发生。

（2）密切监测生命体征，加强口腔护理及其他基础护理。

（3）发热患儿行物理降温或药物降温。温水擦浴：用 32 ～ 35℃温水擦浴，加速散热。注意事项：①擦浴的方法是自上而下，由耳后、颈部开始，直至患儿皮肤微红；②不宜在短时间内将体温降得过低，以防引起虚脱；③注意补充液体，维持水电解质的平衡；④保持呼吸道通畅；⑤遵医嘱准确使用抗生素。当患儿体温过高达 38.5℃时应立即行物理降温如温水、酒精擦浴，冷敷头部等，必要时行药物降温。

5. 切口的护理　保持切口的清洁、干燥，防止鼻腔填塞管脱落；观察创口的肿胀、渗血情况。如腭裂患儿口内填塞的碘伏纱条脱落，应立即将患儿面朝下吐出已脱落的纱条，通知医师及时处理。

6. 患儿的安全护理　年幼儿不能识别危险，术后的不适反应可能会对自身造成伤害，如坠床、扯脱管道、敷料等。护理应注意以下几方面：

（1）清醒及烦躁患儿应有人床旁守护、加床档，以防翻身坠床。

（2）带气管导管、口（鼻）咽通气道、腭裂术后的患者，应妥善约束上肢，经常检查导管是否在正确位置。

（3）疼痛患儿适当给予镇痛。

（4）不合作的、语言不通的患儿可让一位家属按规定更换衣帽后陪护，并向家属讲明安全方面的注意事项。

7. 送患儿回病房　患儿生命体征稳定、意识恢复、复苏评分标准达 4 ～ 6 分后即可转送回病房。复苏室人员应通知被转入的病房，并告之患儿的一般状况及需特殊准备的物品，如氧气、气管切开护理用具等。患儿由复苏室护理人员陪同转入病房，与病房护理人员交接患儿及病情。

三、护理要点

（一）唇裂患儿护理要点

1. 保持呼吸道通畅

（1）由于婴幼儿颈部较短、软，全身麻醉未完全清醒时，可给予肩颈部垫小枕，头略偏向一侧，使咽、喉成一条直线，保持气道畅通，同时防止分泌物误吸。年长患儿全麻醒后可抬高床头30°，利于呼吸和改善舒适度。

（2）按需及时抽吸分泌物，吸引前应先给予纯氧吸入，抽吸时动作轻柔、边吸边旋转，位置不宜过深。小儿对缺氧耐受差，吸引时间不超过10s，婴幼儿吸引时间不超过3s。吸引时吸痰管不能直接接触切口，可从两侧口角处放入口腔内吸引。

（3）密切观察血氧饱和度，密切观察小儿口唇、面色情况，SpO_2探头位置安放正确。SpO_2是通过将红光、红外线投射到毛细血管并测量周期性的心动光吸收变化来确定血氧饱和度，由于患儿年龄小、好动，SpO_2探头易脱落，可将探头安放在手掌或脚掌，但不能盲目相信机器数据，应密切结合小儿口唇、面色情况综合判断。

（4）带气管导管、口（鼻）咽通气道的患者，应不定时抽吸导管内分泌物，保持通畅，防止痰痂堵塞导管；应注意被服不能遮住导管前端。

2. 切口护理

（1）保持切口的清洁、干燥，密切观察切口处有无渗血、肿胀。

（2）防止患儿抓扯面部敷料，妥善固定双上肢肘关节。

（3）为避免患儿哭闹，复苏室护士可给予音乐疗法、视觉吸引（安全玩具玩耍）、抚慰，对于特殊患儿，可请家属到麻醉复苏室陪伴、安抚。

3. 安全护理

（1）对患儿持续长时间监护时，应每2～3小时检查1次电极片、血氧探头贴附的位置，并且在皮肤发生变化时进行适当的移动。

（2）清醒、烦躁或采取侧卧位的患儿，在床档旁应使用软垫隔离，床旁不能离人、专人守护，防止坠床事件发生。

（3）带口（鼻）咽通气道的患者，应适当约束上肢，并经常检查导管是否在正确位置。

4. 保护好静脉通道　避免小儿躁动时，留置针脱出给患儿带来不必要的穿刺麻烦，检查固定好静脉通道后可使用弹力绷带适当固定防止留置针脱落。

5. 疼痛护理

（1）心理护理：尽管患儿的年龄较小，但他们仍有自己的喜、怒、哀、乐，护士须和蔼、亲切地与其交谈，建立起良好的护患关系，以减轻因焦虑、恐惧等心理而致的患儿的不适和疼痛。

（2）时常改变患儿的姿势，给予局部按摩，增加舒适度。

（3）必要时遵医嘱给予镇痛药，一般给予芬太尼 1 μg/kg。给予患儿镇痛药时必须注意以下事项：观察呼吸、血压及疼痛的部位、性质、强度；观察切口及静脉注射部位或导尿管有无感染征象，以分析疼痛是否因感染引起；做好心理护理，减轻患儿焦虑和不安，继而减轻疼痛。

（二）腭裂患儿的护理要点

1. 保持呼吸道通畅

（1）由于腭裂术后咽腔较术前缩小，尤其行咽后壁瓣咽成形术后的患儿由于咽腔缩小更明显，患儿术后呼吸的换气方式改变，不能及时适应，常表现烦躁，在确保患儿安全的状态下，可经口腔给氧，允许患儿采取自己舒适、气流通畅的卧位方式，如侧卧位。其他患儿体位同唇裂患儿体位。

（2）及时有效地抽吸分泌物，防止误吸，吸引时应将吸痰管放在下颌龈颊沟间吸引，吸引时间同唇裂患儿。

（3）观察有无切口出血：手术当天，患儿口、鼻腔内抽吸物为淡血性，当术后早期出现血凝块且颜色为鲜红色时考虑手术切口出血（原发性出血），如出血在鼻腔侧创面可经鼻腔或鼻咽通气道周围滴入呋麻滴鼻液数滴，使毛细血管收缩止血，如发现明显的出血点应及时送到手术室止血处理。当查明为凝血功能障碍引起者，立即输血，并给予相应的止血药如注射用血凝酶。

（4）麻醉药物的残留作用，腭部碘伏纱布异味、碘伏纱布脱落、口腔内的血性分泌物等均易引起患儿恶心、呕吐，易发生误吸窒息，当患儿出现呕吐时应及时将头偏向一侧，及时有效吸净呕吐物，如碘伏纱布脱出，及时将患儿面朝下，检查口腔内碘伏纱布脱落情况，如已全部脱落协助患儿吐出已脱落纱布，并通知医师处理；如部分脱出，嘱患儿一直保持面朝下的体位，密切观察患儿面色、口唇颜色，通知医师处理。

（5）观察有无喉头水肿：当患儿出现哭声嘶哑时，说明可能有喉头水肿，可局部或全身用激素治疗，并密切观察呼吸状况的变化。

2. 切口护理

（1）观察腭部敷料固定是否稳妥，切口周围有无出血、肿胀。

（2）妥善固定双上肢，避免抓脱口腔内敷料。

（3）避免患儿哭闹，措施同唇裂患儿。

3. 鼓室置管患儿的护理

（1）体位：单侧置管者应将头偏向患侧，双侧者取平卧位，以利于引流。

（2）保持外耳道清洁，禁止冲洗。

（3）观察引流物的颜色、性状及是否通畅。手术当天引流液为少量淡血性血液。

4. 疼痛护理　同唇裂患儿的护理。

（田　莉　付　静）

参考文献

[1] G.Edward Morgan，Jr.Clinical Anesthesiology. 岳云，吴新民，罗爱伦，译 . 北京：人民卫生出版社，2007：92.

[2] 李勇，王杨，汪小海 . 七氟醚和氟烷在小儿唇腭裂手术麻醉中应用的比较 . 临床麻醉学杂志，2006，22（12）：943.

[3] 邓小明，曾因明，译 . 米勒麻醉学 .7 版 . 北京：北京大学医学出版社，2011.

[4] 庄心良，曾因明，陈伯銮 . 现代麻醉学 . 3 版 . 北京：人民卫生出版社，2006.

[5] 朱也森，姜虹 . 口腔麻醉学 . 北京：科学出版社，2012：263-279.

[6] 石冰 . 唇腭裂修复外科学 . 成都：四川大学出版社，2003：96-119.

[7] 王俊科，于布为，黄宇光 . 麻省总医院临床麻醉手册 . 8 版 . 北京：科学出版社，2012.

[8] 杨宝峰 . 药理学 .7 版 . 北京：人民卫生出版社，2008：3-176.

[9] 陈煜，连庆泉 . 当代小儿麻醉学 . 北京：人民卫生出版社，2011：184-253，363，388-391.

[10] 段世明 . 麻醉药理学 . 2 版 . 北京：人民卫生出版社，2002：33-47.

[11] 安刚 . 婴幼儿麻醉学 . 北京：人民卫生出版社，2002：214-223.

[12] 杨宝峰 . 药理学 . 7 版 . 北京：人民卫生出版社，2008：81-85.

[13] 郑 方，范从源 . 麻醉设备学 . 2 版 . 北京：人民卫生出版社，2005.

[14] 徐启明 . 临床麻醉学 . 2 版 . 北京：人民卫生出版社，2005.

[15] 岳 云 . 生命机能监测 . 北京：人民卫生出版社，2011.

[16] 黄宇光，译 . 约翰 • 霍普金斯麻醉手册 . 北京：人民军医出版社，2013.

[17] 田玉科 . 小儿麻醉 . 北京：人民卫生出版社，2013.

[18] 姚尚龙 . 临床麻醉基本技术 . 北京：人民卫生出版社，2011.

[19] 邓小明，李文志 . 危重病医学 . 3 版 . 北京：人民卫生出版社，2011.

[20] 田鸣，左明章，邓晓明，等 . 困难气道管理专家共识 . 临床麻醉学杂志，2009，25（3）：200-203.

[21] 佘守章 . 临床麻醉监测快捷指南 . 临床麻醉学杂志，2012，28（7）698-699.

[22] 姚尚龙，于布为，译 . 小儿麻醉学 . 北京：人民卫生出版社，2006 ：17-33，112-120.

[23] 朱也森 . 现代口腔颌面外科麻醉 . 济南：山东科学技术出版社，2001：162-172.

[24] 郭曲练，姚尚龙 . 临床麻醉学 . 3 版 . 北京：人民卫生出版社，2011.

[25] 屠伟峰，徐世元 . 麻醉相关并发症处理手册 . 北京：中国医药科技出版社，2008.

[26] Ghai B，Makkar JK，Wig J.Postoperative pain assessment in preverbal children with cognitive impairment.Pediatr Anesth，2008，18：462-477.

[27] Walker.SM.Pain in children：recent advances and ongoing challenges.Br J Anaesth，2008，101：101-110.

[28] Pohun P.Developmengt，structure and function of the upper airways.Paed Resp，2004，5：2-8.

[29] Givan DC.Physiology of breathing and related pathological processes in nifants.Semin Pediatr Neurol，2003，10：271-280.

[30] Baird TM.Clinical correlates，natural history and out come of neonatal apnea，Semin Neonatol，2004，9：205-211.

[31] Gaultier C.Respiratory muscle function in infants.Eur Respir J，1995，8：150-153.

[32] Hutton EK.Hassan ES：Late vs early clamping of the umbilical cord in full-term neonates：systematic review and meta-analysis of controlled trials.JAMA，2007，297（11）：1241-1252.

[33] De Lonlay P，Giurgea I，Touati G，et al.Neonatal hypoglycemia：aetiologies.Semin Neonatol，2004，9：49-58.

[34] Leelanukrom R，Cunliffe M.Intraoperative fiuid and giucose management in children. Paediatr Anaesth，2000，10：353-359.

[35] Hartnoll G.Basic principles and practical steps in the management of fiuid balance in the newborn.Semin Neonatol，2003，8：307-313.

[36] Mundel P，shankland SJ.Podocyte biology and response to injury.J Am Soc Nephrol，2002，13：3005-3015.

[37] Jerrold Lerman，Charles J.coté，David J. Steward. Manual of Pediatric anesthesia.6th Edition，2010：39-45.

[38] Jerrold Lerman，Charles J.coté，David J. Steward. Manual of Pediatric anesthesia.6th Edition，2010：62-66.

[39] Jerrold Lerman，Charles J.coté，David J. Steward. Manual of Pediatric anesthesia.6th Edition，2010：42-51.

[40] Baum VC，Plamisano BW.The immature heart and anesthesia.Anesthesiology，1997，87（6）：1529-1548.

[41] Wallin RF，Regan BM，Napoli MD，et al. Sevoflurane：A new inhalational inhalational anesthetic agent. Anesth Analg，2005，54（6）：758.

[42] Leman J. Inhalation agents in pediatric anaesthesia an unpdate. Curr Opin Anaesthesiol，2007，20（3）：221-226.

[43] Sammartino M，Garra R，Sbaraglia F，et al. Remifentanil in children. Pediatr Anesth，2010，20：246-255.

[44] Jerrold Lerman, Charles J.coté, David J. Steward. Manual of Pediatric anesthesia.6th Edition, 2010：51-61.

[45] Berry FA .Preemptive analgesia for postop pain .Paediatr Anaesth, 1998, 8（3）：187-188

[46] Allegaert K, Peeters MY, Verbesselt R, et al. Inter -individual variability in propofol pharmacokinetics in preterm and term neonates. Br J Anaesth, 2007, 99：864-870.

[47] Munoz HR, Cortinez LI, Ibacache ME, et al. Remifentanil requirementsduring propofol administration to block the somaticresponse to skin incision in children and adults. Anesth Analg, 2007, 104：77-80.

[48] Dallimore D, Mbmb DD, Anderson BN, et al. Ketamine anesthesia in children - exploring infusion regimens.Pediatric Anesthesia, 2008, 18：708-714.

[49] Miller RD.Anesthesia. 5th Ed. New York：Churchill Livingstone, 1990.

[50] Kirby RR, Granvenstein N.Clinical Anesthesia Practice. Philadelphia：WB Saunders Company, 1994.

[51] Astuup P. A simple electrometric technique for the determination of carbon dioxide tension. Scand J Clin Lab Invest, 1956, 8：33.

[52] Severinghaues JW, et al. Electrodes for blood PO_2 and PCO_2 determination. J Appl Physiol, 1958, 13（5）：15.

[53] Shibel EM, et al. Respiratory emergencies.St Louis：Mosby, 1977：29-74.

[54] Siggaard-Andersen O, et al. Oxygen Status of arterial and mixed venous blood. Crit Care Med, 1995, 23（7）：1284-1293.

[55] Räsänen J, et al. Titration of continuous positive airway pressure by real-time dual oximetry. Chest, 1987, 92：853.

[56] Chacko T, Ledford D. Per-anaphylaxis. Immunol Allergy Clin North AM, 2007, 27（2）：213-230.

[57] Lee C, Mason L. Complications in paediatric anesthesia. Curr Opin Anesthesiol, 2006, 19（3）：262-267.